受験生の皆さん

　過去の問題に取り組む目的は、(1)出題傾向(2)出題方式(3)難易度(4)合格点を知り、これからの受験勉強に役立てることにあります。出題傾向などがつかめれば目的は達成したことになりますが、それを一歩深く進めるのが、受験対策の極意です。

　せっかく志望校の出題と取り組むのですから、本番に即した受験対策の場に活用すべきです。では、どうするのか。

　第一は、実際の入試と同じ制限時間を設定して問題に取り組むこと。試験時間が六十分なら六十分以内で挑戦し、時間配分を感覚的に身に付ける訓練です。

　二番目は、きっちりとした正答チェック。正解出来なかった問題は、正解できるまで、徹底的に攻略する心構えが必要です。間違えた場合は、単なるケアレスミスなのか、知識不足が原因のミスなのか、考え方が根本的に間違えていたためのミスなのか、きちんと確認して、必ず正解が書けるようにしておく。

　正答が手元にある過去問題にチャレンジしながら、正解できなかった問題をほったらかしにする受験生もいます。そのような受験生に限って、他の問題集をやっても、間違いを放置したまま、次の問題、次の問題と単に消化することだけに走っているのではないかと思います。過去問題であれ問題集であれ、間違えた問題は、正解できるまで必ず何度も何度も繰り返しチャレンジする。これが必勝の受験勉強法なことをお忘れなく。

入試問題検討委員会

【本書の内容】

　1. 本書は過去6年間の学校推薦型選抜の薬学部の入試問題と解答を収録しています。

　2. 英語・数学の問題と解答を収録しています。尚、大学当局より非公表の問題は掲載していません。

　3. 現在受験生を指導している、すぐれた現場の先生方による解答解説を掲載しています。

　4. 本書は問題の微細な誤りをなくすため、実物の入試問題を大学より提供を受け、そのまま画像化して印刷しています。
　　<u>平成 31 年度以降の試験問題には、実際の試験時間を入れています。</u>

尚、本書発行にご協力いただきました先生方に、この場を借り、感謝申し上げる次第です。

目 次

令和3年度

問 題 と 解 答

英　語

問題

（2科目　60分）

3年度

〔Ⅰ〕　次の英文の空所（　A　）～（　F　）を埋めるのに最も適切なものを下の1～9の中から選び，その番号を記入せよ。

As you may know, hot air rises. So why is it so cold at the top of a mountain? Well, it helps if you imagine the ground here on Earth as a big heater. It keeps us warm, and if you move away from the heater you feel cold. So what "heats up" the heater? The light and warmth from the Sun. Scientists call this light and warmth "radiation".

The light and warmth from the Sun travel through space towards Earth and pass through our atmosphere. But the atmosphere（　A　）at holding onto the warmth from the Sun. The heat just slips straight through it. Eventually, the heat from the Sun hits the ground and the ground soaks it up. This especially happens（　B　）, which are very good at absorbing heat. Other places, like snow fields, are more likely to reflect the radiation — meaning it bounces back towards the Sun instead of being soaked up by the ground.

The higher up you go, the further you are away from the "heater" that （　C　）— the ground that has absorbed the warmth from the Sun. At the top of mountains, it can get so cold people could die within minutes （　D　）. That's because the air up there is just really bad at "holding onto" the radiation coming from the Sun, and the warmth passes straight through it on its journey towards the ground.

And all the way up（　E　）, there is a lot more radiation from the Sun, and astronauts wear special suits to protect themselves from it. But there's also no air in space, which means there's really nothing much at all to "hold onto" the warmth of the Sun and make the temperature around you feel warm. So if you were unlucky enough to be caught in space without a suit, you（　F　）to death before the Sun's radiation would get you.

注　radiation　（太陽光の）放射

　　soak up　吸収する

　　bounce　跳ね返る

[出典："Curious Kids: Why Is Air Colder the Higher up You Go?" 2019.　https://education.abc.net.au/newsandarticles/blog/-/b/3285002/curious-kids-why-is-air-colder-the-higher-up-you-go-?sf217379105=1 に基づく]

1．is changing

2．would freeze

3．without special protection

4．in the light

5．isn't very good

6．is keeping us all warm

7．would heat up

8．in space

9．in forests and oceans

〔II〕　次の(a)～(h)の各文の空欄に入れるのに最も適切な語(句)を1～4の中から
一つずつ選び，その番号を記入せよ。

(a) There seems to be much (　　　　) for improvement in our current
project.
　　　1．area　　　　2．place　　　3．room　　　4．zone

(b) We hired a boat (　　　　).
　　　1．by hours　　2．by hour　　3．by an hour　　4．by the hour

(c) Kathy is extremely (　　　　) her fashion.
　　　1．severe to　　　　　　2．particular about
　　　3．strong with　　　　　4．strict for

(d) Ichiro is (　　　　) baseball player in his team.
　　　1．by far the best　　　2．far the best
　　　3．the much best　　　　4．very the best

(e) You (　　　　) surprised to find me in such an expensive restaurant
the other evening.
　　　1．can have been　　　2．would be
　　　3．should be　　　　　4．must have been

(f) Mary called John (　　　　) Sunday morning.
　　　1．on　　　　2．at　　　　3．in　　　　4．with

(g) She wrote it down (　　　　) that she would forget it.
　　　1．unless　　　　　　2．so as not to
　　　3．for fear　　　　　4．on conditions

⒣ If I read *Hamlet* once more, I (　　　　) it three times.

1．had read　　　　　　2．will be read

3．will have read　　　4．will have been reading

〔Ⅲ〕 次の(a)～(d)において，下線部の発音が見出し語と同じものを1～4の中から
一つ選び，その番号を記入せよ。

(a) believe
1. trial　　2. pity　　3. legal　　4. weather

(b) bury
1. put　　2. wish　　3. human　　4. threat

(c) increase
1. rose　　2. loose　　3. sugar　　4. treasure

(d) headache
1. peach　　2. watch　　3. scholarship　　4. chew

〔Ⅳ〕　次の日本文の意味を伝えるように英文の（　a　）～（　f　）の空欄に
　　　　1～7の語（句）を入れ，その番号を記入せよ。なお，使わない語（句）が各問に
　　　　一つずつある。

A．お互いを知り合うために，このチャンスをできるだけ活かしなさい。

　　Please　make　（　a　）（　b　）（　c　）this　chance　to
　（　d　）（　e　）（　f　）each other.

　　1．to　　　　　　2．the　　　　　3．know　　　　4．of
　　5．most　　　　　6．possible　　　7．get

B．事故にあって初めて，彼女は自転車に乗るとき自分がいかに軽率だったか
　　に気付いた。

　　　（　a　）（　b　）（　c　）（　d　）she realize（　e　）
　（　f　）she was when she rode a bicycle.

　　1．after　　　　2．first　　　　3．careless　　4．the accident
　　5．how　　　　　6．only　　　　　7．did

C．料理に関しては，姉より私の方がかなりうまい。

　　　（　a　）（　b　）（　c　）（　d　）cooking, I'm（　e　）
　（　f　）than my sister.

　　1．better　　　2．comes　　　3．very　　　　4．to
　　5．it　　　　　6．when　　　　7．much

数　学

問題

（2科目　60分）

3年度

[I] 次の □ をうめよ。答は解答用紙の該当欄（がいとう）に記入せよ。

(i) 0 から 9 までの 10 種類の数字のいずれかを使って表される 3 桁の整数をつくるとき，使われた数字がちょうど 2 種類だけであるものは （1） 個ある。

(ii) 3 つの数 $\dfrac{4}{3}$，$\log_2 5$，$\log_5 7$ を小さい順に不等式で $a < b < c$ と書いたとき，$(a, b, c) = $ （2） である。

(iii) r を実数とする。△ABC と点 P に対して，等式 $\overrightarrow{AP} + 2\overrightarrow{BP} + 3\overrightarrow{CP} = r\overrightarrow{AB}$ が成り立つ。点 P が △ABC の内部または周にあるとき，r の値の範囲は （3） である。

(iv) 曲線 $y = x^2 - 2x$ $(0 \leqq x \leqq 3)$ 上の点 P から直線 $y = x$ に下ろした垂線との交点を H とする。線分 PH の長さが最大になるときの点 P の座標 (a, b) を求めると，$(a, b) = $ （4） である。

[II] （記述問題）

放物線 $C: y = x^2 + 6$ 上の異なる 2 点 $P(a, a^2 + 6)$，$Q(b, b^2 + 6)$ $(a < b)$ における接線をそれぞれ ℓ_1，ℓ_2 とし，その交点を R とする。このとき，次の問に答えよ。

(i) 点 R の座標を a と b を用いて表せ。

(ii) 直線 ℓ_1 と ℓ_2，および放物線 C で囲まれた図形の面積が 18 となるように a と b を動かすとき，点 R の軌跡の方程式を求めよ。

英　語

解答　　　　3年度

Ⅰ
〔解答〕
(A) 5　(B) 9　(C) 6
(D) 3　(E) 8　(F) 2

〔出題者が求めたポイント〕
選択肢訳
1．変化している
2．凍えるだろう
3．特別な保護がなければ
4．光の中で
5．あまり上手くない
6．私たち全てを暖かく保ってくれる
7．熱くなるだろう
8．宇宙空間では
9．森林や海で

〔全訳〕
　ご存知の通り、熱い空気は上昇する。ではなぜ山頂はこんなに寒いのか。地球の地面を大きなヒーターだと想像してみると分かりやすい。ヒーターは私たちを暖かく保ってくれ、ヒーターから離れると寒く感じる。では、何がヒーターを「暖める」のか。それは太陽の光と暖かさだ。科学者たちはこの光と暖かさを「放射」と呼んでいる。

　太陽からの光と暖かさは、宇宙空間を通って地球に向かい、大気を通過する。しかし、大気は太陽の暖かさを保つのが(A)あまり上手くない。熱は単にそこを通過するだけなのだ。最終的に、太陽からの熱は地面に当たり、地面が熱を吸収する。これは特に(B)森林や海で起こる。というのも、こうした場所は熱を吸収するのがとても上手だからだ。雪原などの他の場所では、放射は反射される可能性が高くなる。つまり、放射は地面に吸収されるのではなく、太陽に向かって跳ね返えされるのだ。

　高く登れば登るほど、(C)私たち全てを暖かく保ってくれる「ヒーター」──太陽からの熱を吸収した大地──から遠ざかることになる。山頂では、(D)特別な保護がなければ数分で死ぬほど寒さが厳しくなる。なぜなら、山頂の空気は、太陽から来る放射を「保持しておく」のが本当に下手で、暖かさは地面に向かって真っすぐ通り抜けるからだ。

　はるか上空の(E)宇宙空間では、太陽からの放射がとても多いので、宇宙飛行士は特別な宇宙服を着て太陽から身を守る。しかし、宇宙空間には空気が存在しないため、太陽の暖かさを「保持し」、周囲の温度を暖かくする機能はまったくない、ということになる。なので、もし運悪く宇宙服を着ていない状態で宇宙に留まることになったら、太陽の放射があなたを捕らえる前に、あなたは(F)凍ごえて死ぬことになるだろう。

Ⅱ
〔解答〕
(a) 3　(b) 4　(c) 2　(d) 1
(e) 4　(f) 1　(g) 3　(h) 3

〔出題者が求めたポイント〕
(a) 選択肢の中で、「余地」の意味になるのは、roomだけ。
(b) by the hour で「時間単位で」。
(c) be particular about 「〜について（好みが）うるさい」。
(d) 最上級を強調する副詞は、by far と very の2つだが、very は the very best の語順となる。
(e) must have been surprised で「驚いたに違いない」。
(f) 「特定の日の朝」なので、前置詞は on になる。
(g) for fear that 〜 「〜するといけないので」。
(h) 未来の一時点（ハムレットをもう一度読んだ時点）における経験を表すので、未来完了形になる。

〔問題文訳〕
(a) 私たちの現在のプロジェクトには改善の余地がたくさんあるようだ。
(b) 私たちは時間単位でボートを借りた。
(c) キャシーはファッションに非常にうるさい。
(d) イチローはチームの中で群を抜いて最高の野球選手だ。
(e) この前の晩、あんなに高いレストランに私がいたのを見て、あなたは驚いたに違いない。
(f) メアリーは日曜日の朝ジョンに電話した。
(g) 忘れるといけないので、彼女はそれを書き留めた。
(h) ハムレットをもう1度読めば、私は3回読んだことになります。

Ⅲ
〔解答〕
(a) 3　(b) 4　(c) 2　(d) 3

〔出題者が求めたポイント〕
(a) believe[i:] / trial[aiə] / pity[i] / legal[i:] / weather[e]
(b) bury[e] / put[u] / wish[i] / human[ju:] / threat[e]
(c) increase[s] / rose[z] / loose[s] / sugar[ʃ] / treasure[ʒ]
(d) headache[k] / peach[tʃ] / watch[tʃ] / scholarship[k] / chew[tʃ]

Ⅳ
〔解答〕
A. (a) 2　(b) 5　(c) 4　(d) 7
　　(e) 1　(f) 3
B. (a) 6　(b) 1　(c) 4　(d) 7

        (e) 5   (f) 3
C．(a) 6   (b) 5   (c) 2   (d) 4
        (e) 7   (f) 1

〔出題者が求めたポイント〕

正解の英文

A．Please make (the most of) this chance to (get to know) each other.（不要語：possible）

B．(Only after the accident did) she realize (how careless) she was when 〜 .（不要語：first）

C．(When it comes to) cooking, I'm (much better) than my sister.（不要語：very）

数　学

解答　3年度

I

〔解答〕

(i)(1)　243　(ii)(2)　$\log_5 7 < \dfrac{4}{3} < \log_2 5$

(iii)(3)　$-2 \leqq r \leqq 1$　(iv)(4)　$\left(\dfrac{3}{2},\ -\dfrac{3}{4}\right)$

〔出題者が求めたポイント〕

(i)　場合の数

1～9の中から2つ選ぶ（$_9C_2$ 通り）と，3桁の整数は 2^3 通りできるが，そのうち2つは1つの文字のみになるので，$2^3 - 2$ が選んだ2種類の数字を使う。0を含むのは，残り1（a）を選んで，$a00$, $a0a$, $aa0$ の3通り。

(ii)　対数関数

$\log_2 5 = x$, $\log_5 7 = y$ とおく。

$(2^x)^3$ と $\left(2^{\frac{4}{3}}\right)^3$, $(5^y)^3$ と $\left(5^{\frac{4}{3}}\right)^3$ を比べてみる。

(iii)　平面ベクトル

$\overrightarrow{AP} = s\overrightarrow{AB} + t\overrightarrow{AC}$ で表わされるとき，

点Pが三角形ABCの内部または周となるのは，

$s \geqq 0$, $t \geqq 0$, $s + t \leqq 1$

(iv)　平面図形，微分法

$P(t,\ t^2 - 2t)$ とする。

$y = x$ と垂直な直線の傾きは -1

傾き m で点 $(x_0,\ y_0)$ を通る直線の方程式は，

$y = m(x - x_0) + y_0$

点Hの座標を求めて，PH^2 を求める。

PH^2 を t で微分し増減表を作り，最大となるときの t を求め，Pの座標を求める。

〔解答のプロセス〕

(i)　1～9から2つ数字を選ぶ $_9C_2 = 36$

2つの数字を使って3桁の整数をつくる。$2^3 - 2$

よって，$36 \times (8 - 2) = 216$

0と1～9から1つの数字（a）を選ぶ $_9C_1 = 9$

2つの数字を使うと3桁の整数は

$a00$, $a0a$, $aa0$　の3通り。

よって，$9 \times 3 = 27$

従って，$216 + 27 = 243$（通り）

(ii)　$\log_2 5 = x$, $\log_5 7 = y$ とする。

$2^x = 5$ より　$(2^x)^3 = 5^3 = 125$

$\left(2^{\frac{4}{3}}\right)^3 = 2^4 = 16$　よって，$\dfrac{4}{3} < x$　　…①

$5^y = 7$ より　$(5^y)^3 = 7^3 = 343$

$\left(5^{\frac{4}{3}}\right)^3 = 5^4 = 625$　よって，$y < \dfrac{4}{3}$　　…②

①，②より　$\log_5 7 < \dfrac{4}{3} < \log_2 5$

(iii)　$\overrightarrow{AP} + 2(\overrightarrow{AP} - \overrightarrow{AB}) + 3(\overrightarrow{AP} - \overrightarrow{AC}) = r\overrightarrow{AB}$

$\overrightarrow{AP} = \dfrac{2+r}{6}\overrightarrow{AB} + \dfrac{1}{2}\overrightarrow{AC}$

$\dfrac{2+r}{6} \geqq 0$　より　$r \geqq -2$　　…①

$\dfrac{2+r}{6} + \dfrac{1}{2} \leqq 1$　より　$r \leqq 1$　　…②

①，②より　$-2 \leqq r \leqq 1$

(iv)　$P(t,\ t^2 - 2t)$ とする。$a = t$, $b = t^2 - 2t$

直線 PH の傾きは，$y = x$ と垂直なので，-1。

直線 PH の方程式は，

$y = -1(x - t) + t^2 - 2t = -x + t^2 - t$

H の座標 $(x,\ y)$ は，

$x = -x + t^2 - t$　より　$x = \dfrac{t^2 - t}{2}$, $y = \dfrac{t^2 - t}{2}$

$H\left(\dfrac{t^2 - t}{2},\ \dfrac{t^2 - t}{2}\right)$

$PH^2 = z$ とする。

$z = \left(\dfrac{t^2 - t}{2} - t\right)^2 + \left(\dfrac{t^2 - t}{2} - t^2 + 2t\right)^2$

$= \dfrac{1}{4}\{(t^2 - 3t)^2 + (-t^2 + 3t)^2\}$

$= \dfrac{1}{2}(t^4 - 6t^3 + 9t^2)$

$\dfrac{dz}{dt} = \dfrac{1}{2}(4t^3 - 18t^2 + 18t) = t(2t^2 - 9t + 9)$

$= t(2t - 3)(t - 3)$

t	0	$\cdots$	$\dfrac{3}{2}$	$\cdots$	3
$\dfrac{dz}{dt}$	0	+	0	−	0
z		↗		↘	

$t = \dfrac{3}{2}$ のとき，最大となる。$a = \dfrac{3}{2}$

$b = \left(\dfrac{3}{2}\right)^2 - 2\left(\dfrac{3}{2}\right) = \dfrac{9}{4} - 3 = -\dfrac{3}{4}$

$(a,\ b) = \left(\dfrac{3}{2},\ -\dfrac{3}{4}\right)$

II

〔解答〕

(i)　$R\left(\dfrac{a+b}{2},\ ab + 6\right)$　(ii)　$y = x^2 - 3$

〔出題者が求めたポイント〕

微分積分

(i)　$y = f(x)$ の上の点 $(t,\ f(t))$ における接線の方程式は，

$y = f'(t)(x - t) + f(t)$

2つの接線の方程式を連立させて交点Rを求める。

(ii) R の x 座標を c とすると，

$$\int_a^c (y - l_1 \text{ の } y)dx + \int_c^b (y - l_2 \text{ の } y)dx = 18$$

として a と b の関係式を求める。

〔解答のプロセス〕

(i) $c : y' = 2x$

　　$l_1 : y = 2a(x - a) + a^2 + 6$　より

　　　　$y = 2ax - a^2 + 6$

　　$l_2 : y = 2b(x - b) + b^2 + 6$　より

　　　　$y = 2bx - b^2 + 6$

　　$2ax - a^2 + 6 = 2bx - b^2 + 6$

　　$2(b - a)x = b^2 - a^2, \ a \neq b$ より，$x = \dfrac{b + a}{2}$

　　$y = 2a\dfrac{b + a}{2} - a^2 + 6 = ab + 6$

　　$R\left(\dfrac{a + b}{2}, \ ab + 6\right)$

(ii) 直線 l_1 と l_2，および放物線 C で囲まれた面積を S とする。

$$S = \int_a^{\frac{a+b}{2}} (x^2 + 6 - 2ax + a^2 - 6)dx$$

$$+ \int_{\frac{a+b}{2}}^b (x^2 + 6 - 2bx + b^2 - 6)dx$$

$$= \int_a^{\frac{a+b}{2}} (x^2 - 2ax + a^2)dx + \int_{\frac{a+b}{2}}^b (x^2 - 2bx + b^2)dx$$

$$= \left[\frac{1}{3}x^3 - ax^2 + a^2 x\right]_a^{\frac{a+b}{2}}$$

$$+ \left[\frac{1}{3}x^3 - bx^2 + b^2 x\right]_{\frac{a+b}{2}}^b$$

$$= \left\{\frac{(a+b)^3}{24} - a\left(\frac{a+b}{2}\right)^2 + a^2\left(\frac{a+b}{2}\right)\right\}$$

$$- \left(\frac{1}{3}a^3 - a^3 + a^3\right) + \left(\frac{1}{3}b^3 - b^3 + b^3\right)$$

$$- \left\{\frac{(a+b)^3}{24} - b\left(\frac{a+b}{2}\right)^2 + b^2\left(\frac{a+b}{2}\right)\right\}$$

$$= \frac{1}{3}(b^3 - a^3) + (b - a)\left(\frac{a+b}{2}\right)^2 - (b^2 - a^2)\left(\frac{a+b}{2}\right)$$

$$= (b - a)$$

$$\left\{\frac{1}{3}b^2 + \frac{1}{3}ab + \frac{1}{3}a^2 + \frac{1}{4}b^2 + \frac{2}{4}ab + \frac{1}{4}a^2\right.$$

$$\left. - \frac{1}{2}b^2 - \frac{2}{2}ab - \frac{1}{2}a^2\right\}$$

$$= (b - a)\left(\frac{1}{12}b^2 - \frac{1}{6}ab + \frac{1}{12}a^2\right) = \frac{1}{12}(b - a)^3$$

よって，$\dfrac{1}{12}(b - a)^3 = 18$

$(b - a)^3 = 216$　よって，$b - a = 6$

従って，$b = a + 6$

R(X, Y)として，

$$\begin{cases} X = \dfrac{a + b}{2} = \dfrac{2a + 6}{2} = a + 3 \\ Y = ab + 6 = a^2 + 6a + 6 = (a + 3)^2 - 3 \end{cases}$$

a を消去して，$Y = X^2 - 3$

よって，R の軌跡は，放物線 $y = x^2 - 3$

○	受験学部学科コード	受験番号	氏名 (漢字)

⑧⑨ A 英 語

2021 年度 （解答用紙）

(注) 解答欄の黒枠内の左上部にある小さな数字は、解答には全く関係ありません。

欠 席 欄
（受験生は記入しないこと）
21

〔I〕

(A)	(B)	(C)	(D)	(E)	(F)
22	23	24	25	26	27

〔II〕

(a)	(b)	(c)	(d)	(e)	(f)	(g)	(h)
28	29	30	31	32	33	34	35

〔III〕

(a)	(b)	(c)	(d)
36	37	38	39

〔IV〕

	(a)	(b)	(c)	(d)	(e)	(f)
A	40	41	42	43	44	45
B	46	47	48	49	50	51
C	52	53	54	55	56	57

この解答用紙は 153％ に拡大すると、ほぼ実物大になります。

○	受 験 学 部 学科コード		受験番号		氏 名 (漢字)	

⑨1 　 C 　 数 　 学　　　2021 年度 （解答用紙）

［I］

(i) （1）_____　　(ii) （2）_____

(iii) （3）_____　　(iv) （4）_____

［II］

(i)　　　　　　　　　　　　　　(ii)

答 _____　　　　答 _____

この解答用紙は 163％に拡大すると、ほぼ実物大になりま

令和2年度

問 題 と 解 答

令和2年度

英 語

問題

(2科目 60分)

2年度

〔Ⅰ〕 次の英文の空欄 （ A ）～（ F ） に入れるのに最も適当なものを下の1～9の中から選び，その番号を記入せよ。

On January 15, 1929, a baby boy was born in the city of Atlanta, Georgia. The doctors said he was perfect. His parents were so happy. They named him Michael, the same name that his father had. But when little Michael was five, his father decided （ A ） Martin. So now, the little boy became Martin Luther King, Jr.

Young Martin had a very happy home life. He had an older sister named Willie Christine. (Everyone called her Chris.) He also had a younger brother named Alfred Daniel. The Kings lived in a large house on Auburn Avenue in Atlanta. Their neighborhood was comfortable. No one （ B ） very rich.

There was a lot of love in Martin's family. Martin never remembered his parents arguing. Martin's mother, Alberta Williams King, was very gentle and relaxed. Her father was a famous minister. After high school, she went to college, （ C ） did in those days. Alberta had a warm personality, and Martin always found it very easy to talk to her.

Martin's father was a large man in many ways. He weighed about 220 pounds and （ D ）. Martin Jr. admired his father very much. His father's family was very poor and lived in a small, old house. They were sharecroppers. A sharecropper is a farmer who does not own his own land. Instead, he works on another farmer's land and gets some of the crop for himself. Martin's father worked hard （ E ）. After college, he became a minister of the Ebenezer Baptist Church in Atlanta.

The Ebenezer Baptist Church was like a second home to Martin. He sang in the church choir. He went to Sunday school and made many friends. It was there that （ F ） — kids as well as teachers.

注　choir　聖歌隊

〔出典：Bader, Bonnie (2008). *Who Was Martin Luther King, Jr.?* Grosset & Dunlap に基づく〕

1．allowed to become the owner of the land

2．Martin learned to get along with all kinds of people

3．gains knowledge of how people could live together in peace

4．was filled with self-confidence

5．was very poor or

6．which was very difficult for many black women

7．to change both of their names to

8．to graduate from his high school and college

9．which was something that not many black women

〔Ⅱ〕 次の(a)～(h)の空欄に入れるのに最も適当な語(句)を1～4の中から一つずつ選び，その番号を記入せよ。

(a) (   ) to go into panic mode.
1．There is no use
2．It is no point
3．There is no point in
4．It doesn't help

(b) I would prefer that you (   ) that.
1．not mention
2．should mention not
3．didn't mention to
4．mention not

(c) At the risk of stating the obvious, feeling lonely isn't the same thing as (   ).
1．alone
2．being have alone
3．being alone
4．be alone

(d) Anxiety about exams can be (   ) or worse than the exam itself.
1．as bad as　　2．bad　　3．as worse　　4．as bad like

(e) The greatest pleasure in life is doing (   ) you cannot do.
1．what do people say that
2．what people say
3．things do people say
4．things do people say that

(f) (   ) is heavily polluted because of the factory.
1．The valley in that the town lies
2．The valley in which the town lies
3．The town in the valley lies
4．The valley where the town lies in

(g)　The monkey was seen（　　　　）over the fence after the accident.

　　　1．climb　　　2．climbed　　　3．climbing　　　4．to be climbed

(h)　（　　　　）that so much money was wasted on the project.

　　　1．It made me be angry finding　　　2．It made me to get angry to find

　　　3．Finding made me angry　　　　　4．It made me angry to find

〔Ⅲ〕　次の(a)～(d)において，下線部の発音が見出し語と同じものを1～4の中から一つずつ選び，その番号を記入せよ。

(a)　decline
　　1．routine　　2．cinema　　3．define　　4．marine

(b)　drag
　　1．stage　　2．wage　　3．truck　　4．tragedy

(c)　troop
　　1．stroke　　2．profile　　3．improve　　4．control

(d)　firm
　　1．farm　　2．term　　3．harm　　4．alarm

〔Ⅳ〕　次の日本文の意味を伝えるように英文の　（　a　）～（　f　）の空欄に
1～7の語(句)を入れ，その番号を記入せよ。なお，使わない語(句)が各問に
一つずつある。

A.　彼はうれしさのあまり有頂天になって，あいさつもせずに帰った。

He was （　a　）（　b　）（　c　）joy and left （　d　）
（　e　）（　f　）.

　　1．himself　　　　2．saying　　　　3．beside　　　　4．good-bye
　　5．without　　　　6．upset　　　　　7．with

B.　私は自分のもっとも興味のあることにのみ努力をする傾向がある。

I （　a　）（　b　）（　c　）efforts （　d　）（　e　）
（　f　）interest me most.

　　1．concentrate　　2．that　　　　　3．the things　　4．tend to
　　5．on　　　　　　　6．my　　　　　　7．for

C.　児童福祉の促進に対する長年にわたる彼の貢献は，ユニセフによって認め
られてきた。

（　a　）（　b　）（　c　）the promotion of children's welfare
（　d　）（　e　）（　f　）has been recognized by UNICEF.

　　1．over　　　　　　2．many years　　3．to　　　　　4．his
　　5．contribution　　6．long　　　　　7．a period of

数　学

問題

（2科目　60分）

2年度

[I] 次の ☐ をうめよ。答は解答用紙の該当欄に記入せよ。

(i) m を正の整数とする。整式 $P(x) = ax^{m+1} + bx^m + 2$ が $(x-1)(x-2)$ で割り切れるとき，a と b を m を用いて表すと $(a, b) = $ ☐（1）☐ である。

(ii) 連立不等式 $\log_3 (k+2) < 3$，$3\log_k 2 + \log_2 k > 4$ をみたす整数 k の個数は ☐（2）☐ である。

(iii) 条件 $a_1 = \dfrac{2}{3}$，$a_{n+1} = \dfrac{4}{3}a_n + \dfrac{1}{3}$ $(n = 1, 2, \cdots)$ で定められる数列 $\{a_n\}$ の一般項は $a_n = $ ☐（3）☐ である。

(iv) $\dfrac{\pi}{4} < \theta < \dfrac{\pi}{2}$ とする。点 O を原点とする座標平面上の 3 点 A$(2\cos\theta, 2\sin\theta)$，B$(2\cos 2\theta, 2\sin 2\theta)$，C$(\cos\theta, \sin\theta)$ を頂点とする △ABC の面積が $\dfrac{\sqrt{5}}{3}$ のとき，△OAB の外接円の半径は ☐（4）☐ である。

[II] （記述問題）

b を正の定数とする。曲線 $C_1 : y = x^3 - 2(b+1)x^2 + b(b+2)x$，放物線 $C_2 : y = x^2 - bx$ について，次の問に答えよ。

(i) 曲線 C_1 と放物線 C_2 のすべての共有点の座標を求めよ。

(ii) 曲線 C_1 と放物線 C_2 で囲まれた 2 つの部分の面積が等しいとき，b の値を求めよ。

英　語

解答
2年度

推　薦

I

〔解答〕

(A) 7　(B) 5　(C) 9

(D) 4　(E) 8　(F) 2

〔出題者が求めたポイント〕

選択肢訳

1．その土地の所有者になることを許された

2．マーティンはあらゆる種類の人々とうまくやっていくことを学んだ

3．どうすれば人々が平和に共存できるかという知識を得る

4．自信に満ちていた

5　とても貧しかったか、あるいは

6．多くの黒人女性にとってとても困難だった

7．両方の名前を～に変更する

8．高校と大学を卒業する

9．それは多くない黒人女性が～ことだった

〔全訳〕

1929年1月15日、ジョージア州アトランタ市でひとりの男の赤ちゃんが誕生した。医者は彼が五体満足だと語った。彼の両親はとても喜んだ。彼らはこの子を父親と同じ名前のマイケルと名づけた。しかし、マイケルが5歳のとき、父親は自分と子供の名前を、二人ともマーティンに変えることにした。そして、少年はマーティン・ルーサー・キング・ジュニアとなった。

若きマーチンはとても幸せな家庭生活を送った。彼にはウィリー・クリスティンという姉がいた。（みんなは彼女をクリスと呼んだ）。弟にはアルフレッド・ダニエルがいた。キング一家はアトランタのオーバーン通りにある大きな家に住んでいた。彼らの近所は快適な場所だった。誰もひどく貧しくはなかったし、大金持ちでもなかった。

マーティンの家族には多くの愛があった。マーティンは両親が言い争う記憶がまったくなかった。マーティンの母親アルバータ・ウィリアムズ・キングはとても優しく穏やかな人だった。彼女の父は有名な牧師だった。高校卒業後、彼女は大学に進学したが、当時そうする黒人女性は多くなかった。アルバータは暖かい性格だったし、マーティンはいつも彼女とは話しやすいと感じていた。

マーティンの父親はいろいろな意味で大きな男だった。彼の体重は約220ポンドで、自信に満ちていた。マーティン・ジュニアは彼の父をとても尊敬していた。彼の父親の家族はとても貧しく、小さな古い家に住んでいた。彼らは小作人だった。小作人とは自分の土地を所有していない農民のことだ。自分の土地を持つ代わりに、彼は他の農家の土地で働き、作物の一部を自分用にもらっていた。マーティンの父親は、高校と大学を卒業

するために一生懸命働いた。大学卒業後、彼はアトランタのエベネザー・バプテスト教会の牧師になった。

エベネザー・バプテスト教会は、マーティンの第二の故郷のようだった。彼は教会の聖歌隊で歌った。彼は日曜学校に通って多くの友人を作った。そこでマーティンは、教師だけでなく子どもたちなど、あらゆる種類の人々とうまくやっていくことを学んだ。

II

〔解答〕

(a) 4　(b) 1　(c) 3　(d) 1

(e) 2　(f) 2　(g) 3　(h) 4

〔出題者が求めたポイント〕

(a) 1．There is no use ～，2．It is no point ～，3．There is no point in ～は、～の部分が going…なら可。

(b) would prefer の後ろが節の場合、動詞は原形（仮定法現在）が来る。

(c) feeling lonely と比較されているので、同じく動名詞の being alone が正解。

(d) as bad as と worse than が or で結ばれている。

(e) what you cannot do に people say が挿入された「連鎖関係詞節」になっている。

(f) 前置詞の後ろに関係代名詞の that は来ないので、1．は不可。4．は in がなければ可。

(g) They saw the monkey climbing ～の受動態。もしも選択肢に to climb があればそれも可。

(h) It ～ to V の仮主語構文。「that ～を発見したことが私を怒らせた」が直訳。

〔問題文訳〕

(a) パニックモードになっても仕方がない。

(b) あなたにはそれを言わないでもらいたい。

(c) 当たり前のことを言うリスク覚悟で言うと、孤独を感じることはひとりでいることと同じではない。

(d) 試験への不安は、試験そのものと同じか、それ以上に深刻な場合がある。

(e) 人生の最大の喜びは、あなたにはできないと人が言うことを行うことだ。

(f) その町がある渓谷は、工場のせいでひどく汚染されている。

(g) その猿は、事故のあと柵を乗り越えていくのが見られた。

(h) そのプロジェクトにそれほど多くの金が無駄に使われたのを知って私は腹が立った。

III

〔解答〕

(a) 3　(b) 4　(c) 3　(d) 2

〔出題者が求めたポイント〕
(a) decline[ai] / routine[iː] / cinema[i] / define[ai] / marine[iː]
(b) drag[æ] / stage[ei] / wage[ei] / truck[ʌ] / tragedy[æ]
(c) troop[uː] / stroke[ou] / profile[ou] / improve [uː] / control[ou]
(d) firm[əː] / farm[ɑː] / term[əː] / harm[ɑː] / alarm[ɑː]

Ⅳ
〔解答〕
A. (a) 3　(b) 1　(c) 7　(d) 5　(e) 2
　 (f) 4
B. (a) 4　(b) 1　(c) 6　(d) 5　(e) 3
　 (f) 2
C. (a) 4　(b) 5　(c) 3　(d) 1　(e) 7
　 (f) 2
〔出題者が求めたポイント〕
正解の英文
A. He was (beside himself with) joy and left (without saying good-bye).(不要語：upset)
B. I (tend to concentrate my) efforts (on the things that) interest me most.(不要語：for)
C. (His contribution to) the promotion of children's welfare (over a period of many years) has been recognized by UNICEF.(不要語：long)

数　学

解答　2年度

Ⅰ

〔解答〕

(i)(1)　$\left(2-\dfrac{1}{2^{m-1}},\ -4+\dfrac{1}{2^{m-1}}\right)$　　(ii)(2)　16

(iii)(3)　$\dfrac{5}{4}\left(\dfrac{4}{3}\right)^{n}-1$　　(iv)(4)　$\dfrac{\sqrt{30}}{5}$

〔出題者が求めたポイント〕

(i)　因数定理

　　$P(x)$ が $x-k$ で割り切れるとき，$P(k)=0$

(ii)　対数関数

$$\log_a b=\frac{1}{\log_b a}$$

　　$\log_n m<i$ のとき，$m<n^i$

　　k が整数で，底となっているので，$k\geqq 2$

(iii)　数列

　　$a_{n+1}=pa_n+q$ のとき，$\alpha=p\alpha+q$ なる α を求めると，

　　　$a_{n+1}-\alpha=p(a_n-\alpha)$

　　　$a_n-\alpha=(a_1-\alpha)p^{n-1}$

(iv)　平面図形，三角関数

　　$A(x_1,\ y_1)$，$B(x_2,\ y_2)$ のとき，

　　　$AB=\sqrt{(x_2-x_1)^2+(y_2-y_1)^2}$

　　　$\cos(\alpha-\beta)=\cos\alpha\cos\beta+\sin\alpha\sin\beta$

　　△ABC の面積：△OBC の面積 $=AC:OC$

　　を使って，△OBA の面積を求める。

　　△OBA の面積 $=\dfrac{1}{2}OA\cdot OB\sin\theta$

　　より，$\sin\theta$，$\cos\theta$，AB を求める。

　　△OAB の外接円の半径 R とすると正弦定理より，

$$R=\frac{AB}{2\sin\theta}$$

〔解答のプロセス〕

(i)　$P(x)=ax^{m+1}+bx^m+2$

　　$P(1)=a+b+2$　より　$a+b+2=0$

　　よって，$b=-(a+2)$

　　$P(2)=2^{m+1}a+2^m b+2$　より

　　　$2^{m+1}a+2^m b+2=0$

　　　$2^{m+1}a-2^m a-2^{m+1}+2=0$

　　　$2^m(2a-a)=2^{m+1}-2$

　　　$a=2-\dfrac{1}{2^{m-1}}$，$b=-4+\dfrac{1}{2^{m-1}}$

　　　$\left(2-\dfrac{1}{2^{m-1}},\ -4+\dfrac{1}{2^{m-1}}\right)$

(ii)　$\log_k 2$，$\log_2 k$ があり整数だから k は 2 以上の整数

　　である。$k\geqq 2$　…①

　　　$\log_3(k+2)<3$　より　$k+2<3^3$

　　よって，$k<25$　…②

　　　$3\log_k 2+\log_2 k>4$

　　　$3\dfrac{1}{\log_2 k}+\log_2 k>4$　で

①より　$\log_2 k\geqq 1$ であるから，両辺にかける。

　　　$(\log_2 k)^2-4\log_2 k+3>0$

　　　$(\log_2 k-1)(\log_2 k-3)>0$

$\log_2 k<1,\ 3<\log_2 k$　より

　　　$k<2^1,\ k>2^3=8$　…③

①，②，③より　$8<k<25$

よって，k は最小が 9 で最大が 24

従って，個数は，$24-(9-1)=16$

(iii)　$\alpha=\dfrac{4}{3}\alpha+\dfrac{1}{3}$　とすると，$\alpha=-1$

　　よって，$a_{n+1}+1=\dfrac{4}{3}(a_n+1)$，$a_1=\dfrac{2}{3}$

　　　$a_n+1=\left(\dfrac{2}{3}+1\right)\left(\dfrac{4}{3}\right)^{n-1}$

　　　$a_n=\dfrac{5}{3}\left(\dfrac{4}{3}\right)^{n-1}-1=\dfrac{5}{3}\cdot\dfrac{3}{4}\left(\dfrac{4}{3}\right)^{n}-1$

　　　　$=\dfrac{5}{4}\left(\dfrac{4}{3}\right)^{n}-1$

(iv)　△ABC の面積を S_1，△CBO の面積を S_2 とする。

　　$S_1:S_2=CA:OC=1:1$

　　よって，$S_2=S_1$

　　△OAB の面積 $=2\times$△ABC の面積 $=\dfrac{2\sqrt{5}}{3}$

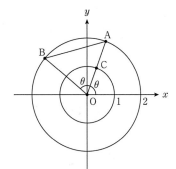

$OA=OB=2$ より

$\dfrac{1}{2}2^2\sin\theta=\dfrac{2\sqrt{5}}{3}$　よって　$\sin\theta=\dfrac{\sqrt{5}}{3}$

$\cos\theta=\sqrt{1-\dfrac{5}{9}}=\dfrac{2}{3}$

$AB^2=(2\cos 2\theta-2\cos\theta)^2+(2\sin 2\theta-2\sin\theta)^2$

　　$=4\{\cos^2 2\theta-2\cos 2\theta\cos\theta+\cos^2\theta+\sin^2 2\theta-2\sin 2\theta\sin\theta+\sin^2\theta\}$

　　$=4\{2-2(\cos 2\theta\cos\theta+\sin 2\theta\sin\theta)\}$

　　$=8\{1-\cos(2\theta-\theta)\}$

　　$=8(1-\cos\theta)=8\left(1-\dfrac{2}{3}\right)=\dfrac{8}{3}$

$AB=\sqrt{\dfrac{8}{3}}=\sqrt{\dfrac{24}{9}}=\dfrac{2\sqrt{6}}{3}$

$R=\dfrac{AB}{2\sin\theta}=\dfrac{2\sqrt{6}}{3}\cdot\dfrac{3}{2\sqrt{5}}=\dfrac{\sqrt{30}}{5}$

Ⅱ
〔解答〕

(i)　$(0,\ 0)$,　$(b,\ 0)$,　$(b+3,\ 3b+9)$

(ii)　$b=3$

記述式問題なので解答のプロセスを参照せよ。

〔出題者が求めたポイント〕

積分法

(i)　曲線 C_1, と放物線 C_2 の方程式を連立させて解く。

(ii)　2つの部分の面積をそれぞれ求めて等しいとする。

〔解答のプロセス〕

(i)　$C_1 : y = x^3 - 2(b+1)x^2 + b(b+2)x$

$C_2 : y = x^2 - bx$

$$x^3 - 2(b+1)x^2 + b(b+2)x = x^2 - bx$$
$$x^3 - (2b+3)x^2 + b(b+3)x = 0$$
$$x\{x^2 - (2b+3)x + b(b+3)\} = 0$$
$$x(x-b)\{x-(b+3)\} = 0$$

$x=0$ のとき，$y=0$

$x=b$ のとき，$y=b^2 - b\cdot b = 0$

$x=b+3$ のとき，

$$y = (b+3)^2 - b(b+3) = b^2 + 6b + 9 - b^2 - 3b$$
$$= 3b+9$$

従って，$(0,\ 0)$,　$(b,\ 0)$,　$(b+3,\ 3b+9)$

(ii)

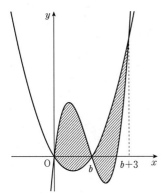

$0 < x < b$ の部分

$$x^3 - 2(b+1)x^2 + b(b+2)x - x^2 + bx$$
$$= x^3 - (2b+3)x^2 + b(b+3)x$$

$$\int_0^b \{x^3 - (2b+3)x^2 + b(b+3)x\}dx$$
$$= \left[\frac{x^4}{4} - \frac{(2b+3)x^3}{3} + \frac{b(b+3)x^2}{2}\right]_0^b$$
$$= \frac{b^4}{4} - \frac{2b^4 + 3b^3}{3} + \frac{b^4 + 3b^3}{2}$$
$$= \frac{1}{12}\{3b^4 - 8b^4 - 12b^3 + 6b^4 + 18b^3\}$$
$$= \frac{b^4 + 6b^3}{12}$$

$b < x < b+3$ の部分

$$x^2 - bx - x^3 + (2b+2)x^2 - b(b+2)x$$
$$= -x^3 + (2b+3)x^2 - b(b+3)x$$

$$\int_b^{b+3} \{-x^3 + (2b+3)x^2 - b(b+3)x\}dx$$
$$= \left[-\frac{x^4}{4} + \frac{(2b+3)x^3}{3} - \frac{b(b+3)x^2}{2}\right]_b^{b+3}$$
$$= \left\{-\frac{(b+3)^4}{4} + \frac{(2b+3)(b+3)^3}{3} - \frac{b(b+3)^3}{2}\right\}$$
$$\qquad - \left\{-\frac{b^4}{4} + \frac{(2b+3)b^3}{3} - \frac{b^3(b+3)}{2}\right\}$$
$$= \frac{(b+3)^3}{12}\{-3(b+3) + 4(2b+3) - 6b\}$$
$$\qquad - \frac{b^3}{12}\{-3b + 4(2b+3) - 6(b+3)\}$$
$$= \frac{(b+3)^3(-b+3)}{12} - \frac{b^3(-b-6)}{12}$$
$$= \frac{-b^4 - 6b^3 + 54b + 81 + b^4 + 6b^3}{12}$$
$$= \frac{54b + 81}{12}\left(=\frac{18b+27}{4}\right)$$

よって，$\dfrac{b^4 + 6b^3}{12} = \dfrac{54b+81}{12}$

$$b^4 + 6b^3 - 54b - 81 = 0$$
$$(b-3)(b+3)^3 = 0$$

$b>0$　より　$b=3$

受験学部 学科コード		受験番号		氏 名	
				（漢字）	

⑧⑨　Ａ　英　語　　　　２０２０年度　（解答用紙）

（注）解答欄の黒枠内の左上部にある小さな数字は、
解答には全く関係ありません。

〔Ⅰ〕

(A)	(B)	(C)	(D)	(E)	(F)
22	23	24	25	26	27

〔Ⅱ〕

(a)	(b)	(c)	(d)	(e)	(f)	(g)	(h)
28	29	30	31	32	33	34	35

〔Ⅲ〕

(a)	(b)	(c)	(d)
36	37	38	39

〔Ⅳ〕

	(a)	(b)	(c)	(d)	(e)	(f)
A	40	41	42	43	44	45
B	46	47	48	49	50	51
C	52	53	54	55	56	57

この解答用紙は153％に拡大すると、ほぼ実物大になります。

受 験 学 部 学科コード	受験番号	氏 名	 （漢字）

⑨1　C　数　学

２０２０年度　（解答用紙）

欠　　席　　欄 （受験生は記入しないこと）
21

[I]

   (i)　(1) _____　　(ii)　(2) _____

点　数
22 ¦ 23

   (iii)　(3) _____　　(iv)　(4) _____

[II]

   (i)　　　　　　　　　　　　　　　(ii)

点　数
24 ¦ 25

答 _____　　　　　答 _____

この解答用紙は163％に拡大すると、ほぼ実物大になりま

平成31年度

問 題 と 解 答

英　語

問題

（2科目　60分）

31年度

〔Ⅰ〕　次の英文の空所（　　A　　）〜（　　F　　）を埋めるのに最も適切なものを下の1〜9の中から選び，その番号を記入せよ。

Why do we laugh? That is a difficult question to answer. Something that was funny twenty years ago may not be funny today, and （　A　） in one country is not always funny in another. If we think about the humor of long ago, we can probably guess that humans started laughing even before they learned to talk. What did they laugh at? They probably laughed about some animal in pain, or perhaps they laughed after winning a battle. Pain and unhappiness have always been a part of humor.

It may be hard for us to believe, but hangings were once open for everybody to enjoy. People also used to laugh when they saw people who were sick or who had an unusual appearance. As time passed and people started moving to the cities in greater numbers, however, laughter （　B　）. Other kinds of humor then started to become more popular, although even today there are jokes that make some people unhappy. Some people even believe that the reason we tell jokes and funny stories is to （　C　）.

Physical comedy is probably the oldest kind of comedy in the world. One kind of physical comedy is slapstick. This is the kind of comedy where someone steps on a banana skin （　D　）. Other examples of slapstick are throwing food in someone's face, pushing someone into the water, or slapping someone. A second kind of physical comedy is the practical joke. Changing the time on the clocks is an example of a practical joke. Putting salt in the sugar bowl is another example.

Although physical comedy is still common in many countries and cultures, there is （　E　） and some countries have more than others. People from Athens, in Greece, were probably the first Western culture （　F　） and laugh more at words. Which kind of humor do you prefer —

the humor of the body, or the humor of words?

注　slapstick　ドタバタ喜劇

〔出典：Ziolkowski, S. (2002). *Laughter.* Oxford University Press に基づく〕

1．probably less of it in cities

2．and slips on

3．order to promote cruelty

4．became less about the body

5．get rid of our violent feelings

6．at all sorts of lies

7．to move away from physical comedy

8．something that is funny

9．and falls over

〔Ⅱ〕 次の(a)～(h)の各文の空欄に入れるのに最も適切な語(句)を下の１～４の中か
ら一つずつ選び，その番号を記入せよ。

(a) (   ) my knowledge, her business failed.
1. To the most of
2. As long as
3. As far as
4. To the best of

(b) Please don't forget to submit this document to the office by the end of
this month (   ).
1. at best
2. at most
3. at the latest
4. at the least

(c) Please make sure to stop at a gas station (   ).
1. until you ran out of gas
2. before you run out of gas
3. before you don't run out of gas
4. until you don't run out of gas

(d) You're allowed to go out shopping (   ) your homework in
advance.
1. that you finish
2. unless you finish
3. in case you finished
4. on condition that you finish

(e) Mary has spent more than five years in Tokyo, but she (   )
there yet.
1. hasn't got used to living
2. didn't use to live
3. didn't use to living
4. hasn't got used to live

(f) Hardly (   ) John arrived in London when he visited his friend's house.

    1．not sooner   2．had

    3．no sooner than   4．has

(g) The bus is expected to be delayed (   ) heavy snow.

    1．in terms of   2．despite of

    3．on account of   4．by means of

(h) Emily kept washing cars with (   ).

    1．sweat dripped   2．sweat drip

    3．sweat dropped   4．sweat dripping

〔Ⅲ〕 次の(a)～(d)において，下線部の発音が見出し語と同じものを 1 ～ 4 の中から
一つ選び，その番号を記入せよ。

(a) st<u>a</u>dium

     1．l<u>a</u>bel   2．d<u>a</u>mage   3．an<u>a</u>lysis   4．cap<u>a</u>city

(b) fl<u>oo</u>d

     1．t<u>oo</u>l   2．w<u>oo</u>den   3．bl<u>oo</u>d   4．h<u>oo</u>k

(c) conv<u>e</u>nient

     1．pr<u>e</u>ssure   2．f<u>e</u>male   3．b<u>e</u>ll   4．ess<u>e</u>ntial

(d) c<u>o</u>mment

     1．j<u>o</u>b   2．p<u>o</u>se   3．l<u>o</u>se   4．r<u>o</u>se

〔Ⅳ〕　次の日本文の意味を伝えるように英文の（　a　）～（　f　）の空欄を
1～7の語(句)で埋め，その番号を記入せよ。なお，使わない語(句)が各問に
一つずつある。

A．青春時代は将来のためになる経験を積む時だ。

（　a　）（　b　）is the time（　c　）（　d　）（　e　）
（　f　）our future life.

1．experience　　2．young　　　3．our　　　　4．for
5．gather　　　　6．youth　　　7．to

B　私たちを助けて下さったことに感謝いたします。

（　a　）（　b　）（　c　）to（　d　）（　e　）（　f　）
us out.

1．are　　　　　2．you　　　　3．we　　　　　4．helping
5．for　　　　　6．thank　　　7．grateful

C．彼が英語を勉強し始めたのは，カナダに来てからだった。

（　a　）（　b　）（　c　）（　d　）（　e　）（　f　）to
Canada that he began to study English.

1．was　　　　　2．not　　　　3．after　　　　4．it
5．until　　　　6．came　　　7．he

数 学

問題

31年度

（2科目　60分）

[I]　次の $\boxed{}$ をうめよ。答は解答用紙の該当欄に記入せよ。

(i)　$0 \leqq x < 2\pi$ において，$\sin x - \cos x = -\dfrac{\sqrt{6}}{2}$ をみたす x の値は

$x = \boxed{（1）}$ である。

(ii)　$2^a + 5^b$ が30以下の素数になるような自然数の組 (a, b) の個数は $\boxed{（2）}$

である。

(iii)　$(x_1 + x_2 + x_3 + x_4)^4$ を展開した時，$x_1^2 x_4^2$ の係数は $\boxed{（3）}$ である。

(iv)　3点 $O(0, 0, 0)$，$A(3, 4, 5)$，$B(4, -2, 4)$ があるとき，三角形 OAB の

面積は $\boxed{（4）}$ である。

[II]　（記述問題）

関数 $f(x) = x^3 - x + 1$ について，次の問いに答えよ。

(i)　点 $(2, -1)$ から $y = f(x)$ に引いた2つの接線の接点を求めよ。

(ii)　(i) で求めた2つの接線と曲線 $y = f(x)$ $(x \geqq 0)$ で囲まれた部分の面積
を求めよ。

英　語

解答　31年度

Ⅰ

〔解答〕

(A)　8　　(B)　4　　(C)　5

(D)　9　　(E)　1　　(F)　7

〔出題者が求めたポイント〕

(A)　is not always funny in another の主語部分になる選択肢を選ぶ。

(B)　laughter の述語部分になる選択肢を選ぶ。

(C)　不定詞の to 以下の部分なので、動詞原形で始まる選択肢で、非暴力的なものを選ぶ。

(D)「バナナの皮を踏み」「そして転ぶ」なので、選択肢 9 を選ぶ。選択肢 2 は、slips on it なら可。

(E)　there is S 構文の S になる選択肢を選ぶ。less of it の it は physical comedy を指す。

(F)　the first Western culture を修飾する形容詞句になる選択肢を選ぶ。

〔全訳〕

　なぜ我々は笑うのか。それは答えるのが難しい質問だ。20 年前に面白かったことが、今では面白くないかも知れないし、ある国で(A)面白いことが、必ずしも他の国で面白いとは限らない。我々がずっと昔のユーモアについて考えるなら、人は話すようになる以前でさえ、笑い始めていたのではないかと推測できるだろう。彼らは何を笑ったのか。彼らは多分、痛がっている動物を笑ったか、あるいは戦いに勝った後笑ったのだろう。痛みと不幸はいつもユーモアの一部だったのだ。

　信じがたいかも知れないが、かつて絞首刑は、皆が楽しめるように公開されていた。病気の人や変わった顔をしている人を見たときも、人々は笑ったものだ。しかし時が経過し、より多くの人々が都市に移動し始めるにつれ、笑いは(B)体に関するものではなくなってきた。そして、他の種類のユーモアがより広まってくるようになった。もちろん今日でさえ、人を不幸にするジョークはあるが。中には、ジョークを言ったりおかしな話をするのは、(C)我々の暴力的感情を取り除くためだと考える人さえいる。

　身体的なコメディはおそらく世界で最も古い種類のコメディだ。身体的なコメディのひとつはドタバタ喜劇だ。これは、誰かがバナナの皮を踏み、(D)そして転ぶようなコメディだ。ドタバタ喜劇の他の例は、人の顔に食べ物を投げつける、人を押して水の中に落とす、あるいは誰かをひっぱたくことだ。2 番目の種類の身体的なコメディは悪ふざけだ。時計の時間を変えるのはその一例だ。もう一つの例は、砂糖入れに塩を入れることだ。

　身体的コメディは、まだ多くの国や文化で一般的だが、(E)都会では多分それはより少なくなり、国によっては、他国よりも多いところもある。ギリシャのアテネ出身の人々は、(F)身体的なコメディから離れ、より言葉で笑うようになった、おそらく最初の西洋文化だった。あなたは、体のユーモアか言葉のユーモアか、どちらの種類のユーモアを好むか。

Ⅱ

〔解答〕

(a)　4　　(b)　3　　(c)　2　　(d)　4

(e)　1　　(f)　2　　(g)　3　　(h)　4

〔出題者が求めたポイント〕

(a)　To the best of my knowledge「私の知る限り」。As far as I know と同意。

(b)　at best「よくても」。at most「多くても」。at the latest「遅くとも」。at the least「少なくとも」。

(c)　before you run out of gas「ガソリンがなくなる前に」。

(d)　on condition that you finish「あなたが終えるという条件で」。unless you finish「あなたが終えないならば」。

(e)　get used to ～「～に慣れる」。get が否定の現在完了形になったものが正解。to の後ろには動名詞か名詞がくる。

(f)　Hardly had S Vp.p. ～ when ...「～するやいなや…する」。

(g)　on account of ～「～のせいで」。原因を表す群前置詞。

(h)　with sweat dripping「汗を垂らして」。

〔問題文訳〕

(a)　私が知る限り、彼のビジネスは失敗だ。

(b)　遅くとも今月末までに、事務室へこの文書を提出することを忘れないでください。

(c)　ガソリンがなくなる前に、必ずガソリンスタンドに立ち寄ってください。

(d)　前もって宿題を終えるという条件で、君は買い物に出かけてよいよ。

(e)　メアリは 5 年以上東京で過ごしたが、彼女はそこでの暮らしにまだ慣れていない。

(f)　ジョンはロンドンに到着するやいなや、友人の家を訪問した。

(g)　大雪のせいで、バスは遅延が予想される。

(h)　エミリは汗を垂らして車を洗い続けた。

Ⅲ

〔解答〕

(a)　1　　(b)　3　　(c)　2　　(d)　1

〔出題者が求めたポイント〕

(a)　stadium[ei] / label[ei] / damage[æ] / analysis[æ] / capacity[æ]

(b)　flood[ʌ] / tool[u:] / wooden[u] / blood[ʌ] / hook[u],

(c) conv<u>e</u>nient[i:] / pr<u>e</u>ssure[e] / f<u>e</u>male[i:] / b<u>e</u>ll[e] / ess<u>e</u>ntial[e]

(d) c<u>o</u>mment[a] / j<u>o</u>b[a] / p<u>o</u>se[ou] / l<u>o</u>se[u:] / r<u>o</u>se[ou]

Ⅳ

〔解答〕

A. (a) 3 (b) 6 (c) 7 (d) 5 (e) 1 (f) 4
B. (a) 3 (b) 1 (c) 7 (d) 2 (e) 5 (f) 4
C. (a) 4 (b) 1 (c) 2 (d) 5 (e) 7 (f) 6

〔出題者が求めたポイント〕

正解の英文

A.（Our youth）is the time（to gather experience for）our future life.（不要語：young）

B.（We are grateful）to（you for helping）us out.（不要語：thank）

C.（It was not until he came）to Canada that he began to study English.（不要語：after）

数 学

解答　31年度

Ⅰ

〔解答〕

(1)　$\dfrac{19}{12}\pi$,　$\dfrac{23}{12}\pi$　(2)　3個

(3)　6　(4)　$3\sqrt{34}$

〔出題者が求めたポイント〕

(ⅰ)　三角関数

両辺を2乗して，$2\sin x\cos x=\sin 2x$　より

$\sin 2x$ の値から x を求める。$(0\leqq 2x<4\pi)$

$\sin x<\cos x$ となるものを答える。

(ⅱ)　整数

30 以下になる 2^a+5^b の値をあげて，素数となるものを探す。

(ⅲ)　二項定理・多項定理

4つの因数 $(x_1+x_2+x_3+x_4)$ で，x_1 を 2 つとり，残り 2 つの因数から x_4 をとる。

(ⅳ)　空間ベクトル，三角比

$\overrightarrow{OA}=(x_1,\ y_1,\ z_1)$, $\overrightarrow{OB}=(x_2,\ y_2,\ z_2)$ のとき，

$\overrightarrow{OA}\cdot\overrightarrow{OB}=x_1x_2+y_1y_2+z_1z_2$

$\cos\angle AOB=\dfrac{\overrightarrow{OA}\cdot\overrightarrow{OB}}{|\overrightarrow{OA}||\overrightarrow{OB}|}$

△OAB の面積，$\dfrac{1}{2}|\overrightarrow{OA}||\overrightarrow{OB}|\sin\angle AOB$

〔解答のプロセス〕

(ⅰ)　両辺を2乗する。

$\sin^2 x-2\sin x\cos x+\cos^2 x=\dfrac{6}{4}=\dfrac{3}{2}$

$1-\sin 2x=\dfrac{3}{2}$　よって，$\sin 2x=-\dfrac{1}{2}$

$0\leqq 2x<4\pi$ より　$2x=\dfrac{7}{6}\pi,\ \dfrac{11}{6}\pi,\ \dfrac{19}{6}\pi,\ \dfrac{23}{6}\pi$

よって，$x=\dfrac{7}{12}\pi,\ \dfrac{11}{12}\pi,\ \dfrac{19}{12}\pi,\ \dfrac{23}{12}\pi$

問題より $\sin x<\cos x$ でなければいけないので，x は第2象限でなく第4象限である。

従って，$x=\dfrac{19}{12}\pi,\ \dfrac{23}{12}\pi$

(ⅱ)

	$5^1=5$	$5^2=25$
$2^1=2$	$2+5=7$ ○	$2+25=27$ ×
$2^2=4$	$4+5=9$ ×	$4+25=29$ ○
$2^3=8$	$8+5=13$ ○	
$2^4=16$	$16+5=21$ ×	

○は素数，×はダメ

$(1,\ 1),\ (2,\ 2),\ (3,\ 1)$ の3個。

(ⅲ)　4つの因数 $x_1+x_2+x_3+x_4$ から 2 つ x_1 を，残り 2 つから x_4 をとって乗ずる。

$_4C_2\cdot_2C_2=6$

(ⅳ)　$\overrightarrow{OA}=(3,\ 4,\ 5)$, $\overrightarrow{OB}=(4,\ -2,\ 4)$

$|\overrightarrow{OA}|=\sqrt{9+16+25}=\sqrt{50}=5\sqrt{2}$

$|\overrightarrow{OB}|=\sqrt{16+4+16}=\sqrt{36}=6$

$\overrightarrow{OA}\cdot\overrightarrow{OB}=3\cdot 4+4\cdot(-2)+5\cdot 4=24$

$\cos\angle AOB=\dfrac{24}{5\sqrt{2}\cdot 6}=\dfrac{2\sqrt{2}}{5}$

△OAB の面積

$\dfrac{1}{2}5\sqrt{2}\cdot 6\cdot\sqrt{1-\left(\dfrac{2\sqrt{2}}{5}\right)^2}=15\sqrt{2}\sqrt{\dfrac{17}{25}}=3\sqrt{34}$

Ⅱ

〔解答〕

(1)　$(0,\ 1),\ (3,\ 25)$　(2)　$\dfrac{27}{4}$

〔出題者が求めたポイント〕

微分積分

(ⅰ)　$y=f(x)$ の $x=t$ における接線の方程式は，

$y=f'(t)(x-t)+f(t)$

これに，$x=2$, $y=-1$ を代入し，t を求める。

(ⅱ)　(ⅰ)の接点の x 座標を α, β とし，(ⅰ)の2つの接線の交点の x 座標を γ とする，α から γ，γ から β の面積を上の線，下の線に注意して面積を求め加える。

〔解答のプロセス〕

(ⅰ)　$f'(x)=3x^2-1$

$y=f(x)$ の $x=t$ における接線の方程式は，

$y=(3t^2-1)(x-t)+t^3-t+1$

$=(3t^2-1)x-2t^3+1$

この接線が $(2,\ -1)$ を通るとすると，

$-1=2(3t^2-1)-2t^3+1$　より　$2t^3-6t^2=0$

$2t^2(t-3)=0$　従って，$t=0,\ 3$

$t=0$ のとき，$y=0-0+1=1$　$(0,\ 1)$

接線は，$y=-x+1$

$t=3$ のとき，$y=27-3+1=25$　$(3,\ 25)$

接線は，$y=26x-53$

従って，接点は，$(0,\ 1),\ (3,\ 25)$

(ⅱ)　2つの接線の交点は，$-x+1=26x-53$　より

$x=2,\ y=-1$　よって，$(2,\ -1)$

よって

$\displaystyle\int_0^2(x^3-x+1+x-1)dx$

$\quad+\displaystyle\int_2^3(x^3-x+1-26x+53)dx$

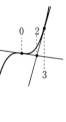

$=\displaystyle\int_0^2 x^3dx+\int_2^3(x^3-27x+54)dx$

$=\left[\dfrac{x^4}{4}\right]_0^2+\left[\dfrac{x^4}{4}-\dfrac{27x^2}{2}+54x\right]_2^3$

$=\left(\dfrac{16}{4}-0\right)+\left(\dfrac{243}{4}-58\right)$

$=\dfrac{27}{4}$

受験学部学科コード	受験番号	氏名 (漢字)

89 A 英 語

2019 年度 （解答用紙）

欠　席　欄
（受験生は記入しないこと）
21

（注）解答欄の黒枠内の左上部にある小さな数字は、
解答には全く関係ありません。

〔Ⅰ〕

(A)	(B)	(C)	(D)	(E)	(F)
22	23	24	25	26	27

〔Ⅱ〕

(a)	(b)	(c)	(d)	(e)	(f)	(g)	(h)
28	29	30	31	32	33	34	35

〔Ⅲ〕

(a)	(b)	(c)	(d)
36	37	38	39

〔Ⅳ〕

	(a)	(b)	(c)	(d)	(e)	(f)
A	40	41	42	43	44	45
B	46	47	48	49	50	51
C	52	53	54	55	56	57

この解答用紙は 153％に拡大すると、ほぼ実物大になりま~

受験学部学科コード	受験番号	氏名 （漢字）

⑨① C 数 学

2019 年度 （解答用紙）

〔Ⅰ〕

(i) （1） _____

(ii) （2） _____

点　数	
22	23

(iii) （3） _____

(iv) （4） _____

〔Ⅱ〕

(i)

(ii)

点　数	
24	25

答 _____

答 _____

この解答用紙は 163％に拡大すると、ほぼ実物大になります。

平成30年度

問　題　と　解　答

英　語

問題

30年度

〔Ⅰ〕　次の英文の空所（　A　）〜（　F　）を埋めるのに最も適当なものを下の1〜9の中から選び，その番号を記入せよ。

All over the world people are closer than ever to their cellphones. A recent international survey reported that people nowadays feel they simply cannot live (　A　). Cellphones have transformed the way we live and the way we feel.

In the eight countries where the poll was conducted, 43 percent of people said their cellphone was (　B　) they looked at every day. An amazingly high 68 percent of people said they put their cellphone right next to their bed, and another 16 percent said they placed it in the bedroom while they slept. People are becoming closer to their devices than ever before.

That might not be love, but it's close. Humans have always been fond of pets but never before in human history have people developed (　C　) technological devices. Is that cause for concern or just an interesting shift?

Whatever the answer, cellphones are very much like an addiction. One-third of those surveyed admitted that being without (　D　) left them anxious. The poll found that one in five people check their phone every 30 minutes. About the same number check their phone every 10 minutes. That anxiety and compulsiveness is similar to how people sometimes act when they fall in love.

And yet, most people in the poll felt that their cellphone was a positive addition to their lives. Just over 80 percent said they felt (　E　) they could get help anytime they needed it. Most also felt having a cellphone helped them achieve a better work-life balance, partially because cellphones (　F　). So, even though cellphones have become a sort of fetish, the benefits were clear to them.

注　addiction　中毒

　　compulsiveness　強迫観念にとらわれること

　　fetish　異常な愛着や執着の対象

〔出典：Pronko, M. (2012). My cellphone, my love. *The Japan Times ST.*
http://st.japantimes.co.jp/english_news/essay/2012/ey20120921/ey20120921main.htm?
print=noframe に基づく〕

1．made business more efficient

2．such close relationships to

3．regardless of whom you called

4．without their mobile phones

5．more safe and secure knowing

6．often check their cellphone

7．the first and last thing

8．becoming more convenient

9．their phone for even short periods

〔Ⅱ〕　次の(a)～(h)の各文の下線部に入れるのに最も適切な語(句)を 1 ～ 4 の中から
一つずつ選び，その番号を記入せよ。

(a)　I never see this album ＿＿＿＿＿ recalling my happy high school days.
　　　1．except　　　　2．but　　　　3．neither　　　4．without

(b)　Please handle ＿＿＿＿＿ great caution, since this is a heavy object.
　　　1．with　　　　2．of　　　　3．to　　　　4．in

(c)　I will accept the job, ＿＿＿＿＿ that you help me.
　　　1．nevertheless　　2．however　　3．provided　　4．otherwise

(d)　We have two spare rooms upstairs, neither of ＿＿＿＿＿ has been used
for years.
　　　1．one　　　　2．what　　　　3．which　　　4．each

(e)　The girl admired him all ＿＿＿＿＿ for his admission of weakness.
　　　1．the most　　　2．the more　　3．less　　　4．more

(f)　She was at a loss ＿＿＿＿＿ what to do.
　　　1．knowing without　　　2．known
　　　3．being known　　　　　4．not knowing

(g)　＿＿＿＿＿ been for your advice, I couldn't have done it.
　　　1．Had it not　　　2．It had not　　3．Not had it　　4．Not it had

(h)　If it's all the same to you, I would ＿＿＿＿＿ at home.
　　　1．rather to work　　　2．rather working
　　　3．rather work　　　　4．rather for working

〔Ⅲ〕　次の(a)〜(d)において，下線部の発音が見出し語と同じものを 1 〜 4 の中から
　　　一つ選び，その番号を記入せよ。

(a)　crow　　1．tomb　　2．screw　　3．both　　4．work

(b)　debt　　1．subtle　　2．submit　　3．obligation　　4．obviously

(c)　scholar　　1．yacht　　2．breach　　3．chalk　　4．architecture

(d)　pleasant　　1．eager　　2．breast　　3．vague　　4．bleed

〔Ⅳ〕　次の日本文の意味を伝えるように英文の（　a　）～（　f　）の空欄を
１～７の語(句)で埋め，その番号を記入せよ。なお，使わない語(句)が各問に
一つずつある。

A.　今していることがうまくいかなければ，何か別のことをして悪循環を断ち
切りなさい。

　　　If what （　a　）（　b　）（　c　），break the bad cycle
（　d　）（　e　）（　f　）different.

　　　1．doesn't　　　2．by　　　　3．good　　　　4．something

　　　5．work　　　　6．doing　　　7．you're doing

B.　彼はあなたが望んでいたようなスーパーヒーローではないかもしれない。

　　　He may not be （　a　）（　b　）（　c　）（　d　）
（　e　）（　f　）.

　　　1．he　　　　2．be　　　　3．you　　　　4．the superhero

　　　5．hoped　　　6．would　　　7．him

C.　友達と外食する時は割り勘にするほうが好きです。

　　　When eating （　a　）（　b　）（　c　），I（　d　）
（　e　）（　f　）the bill.

　　　1．with　　　2．to　　　　3．out　　　　4．rather

　　　5．split　　　6．prefer　　　7．friends

数　学

問題　30年度

[I] 次の ☐ をうめよ。答は解答用紙の該当欄^{がいとう}に記入せよ。

(i) $(a - 2b)^5$ の展開式における a^2b^3 の項の係数を求めると （ 1 ） である。

(ii) サイコロを 5 回投げて出た目を順に a, b, c, d, e とするとき，出た目の積 $a \times b \times c \times d \times e$ が 81 の倍数である確率は （ 2 ） である。

(iii) $0 < x < \dfrac{\pi}{2}$ において，$\dfrac{\sin 3x}{\sin x} + \dfrac{\cos 3x}{\cos x} = 2\sqrt{3}$ を満たす x の値は $x =$ （ 3 ） である。

(iv) 等式 $f(x) = 2x^2 + x \displaystyle\int_{-1}^{2} f(t)dt$ を満たす関数 $f(x)$ を求めると，$f(x) =$ （ 4 ） である。

[II] （記述問題）

空間内の 3 点を A(1, 2, 2), B(0, −1, 0), C(1, 1, 1) とする。このとき，次の問いに答えよ。

(i) $\cos\angle\mathrm{BAC}$ を求めよ。

(ii) 三角形 ABC の面積を求めよ。

英　語

解答　30年度

Ⅰ

〔解答〕
(A)　4
(B)　7
(C)　2
(D)　9
(E)　5
(F)　1

〔出題者が求めたポイント〕
空所補充

〔解答のプロセス〕
選択肢訳
1．ビジネスをより効率的にする
2．（〜）に対するそのような親密な関係
3．誰を呼ぶのか、ということとは無関係に
4．携帯電話なしに
5．（〜）とわかって、より安心して
6．しょっちゅう携帯電話をチェックする
7．最初で最後のもの
8．より便利になること
9．ほんの少しの間でも携帯電話

〔全訳〕（下線部は正解の選択肢）
　世界中の人々が、かつてなかったほど携帯電話に親しんでいる。最近の国際調査によれば、今日人々は(A)携帯電話なしではやっていけないと、まさに感じている。携帯電話は私達の暮らし方や感じ方を変えてきたのである。
　調査が行われた八か国では、43％ の人が、携帯電話は一日の中で目にする(B)最初と最後のものだと、答えた。68％ という驚くべき割合の人がベッドのすぐ隣に携帯電話を置いており、さらに 16％ は睡眠中に寝室に置いている、と答えた。人々はこれまでになく自分の携帯と親密になりつつある。
　それは愛情とまでは言えないかもしれないが、それに近いものである。人類はこれまで常にペットを愛してきたが、人類史上、ハイテク機器(C)に対してそんなにも親密な関係を発達させたことは一度もなかった。これは心配の種なのだろうか、それとも単に興味深い変化に過ぎないのだろうか。
　答えはどうであれ、携帯電話は依存症に非常によく似ている。調査対象者の３分の１が、(D)短時間でも携帯電話がないと不安になる、と白状した。調査によってわかったことは、５人に１人が 30 分毎に携帯をチェックしているということだった。ほぼ同数の人が 10 分毎にチェックしている。そのような不安と強迫観念に捕らわれた行動は、人が恋に落ちた時にとる行動と似ている。
　しかし、ほとんどの人が、自分の携帯電話は生活に何か肯定的なものをもたらすものだと感じている。80％ 強の人が、必要な時にはいつでも役に立つと(E)わかっていてより安心できると答えた。また、たいていの人が、携帯電話のおかげで仕事と生活のバランスをうまくとれていると感じていたが、その理由の一つは携帯電話が(F)仕事の効率を上げるからであろう。たとえ携帯電話が盲目的愛好の対象になっているとしても、その恩恵は彼らには明らかなのである。

Ⅱ

〔解答〕
(a)　4
(b)　1
(c)　3
(d)　3
(e)　2
(f)　4
(g)　1
(h)　3

〔出題者が求めたポイント〕
文法・語法（選択）

〔解答のプロセス〕
(a)　never ＋ V 〜 without ＋ Ving ...「〜すれば、必ず…する」
(b)　with great caution「十分に注意して」
(c)　provided that 〜 = if 〜「〜という条件で」
(d)　two spare rooms を先行詞とする非制限用法の関係代名詞 which
(e)　all the ＋比較級 〜 for ...「…なので、それだけいっそう〜」
(f)　be at a loss not knowing 〜「〜がわからず、途方に暮れる」
(g)　Had it not been for 〜「〜がなかったならば」= If it had not been for 〜 仮定法過去完了の倒置による if の省略
(h)　would rather ＋原型動詞 〜「むしろ〜したい」

Ⅲ

〔解答〕
(a)　3
(b)　1
(c)　4
(d)　2

〔出題者が求めたポイント〕
発音・アクセント

〔解答のプロセス〕
(a)　crow は二重母音 [ou] = both　　tomb, screw は二重母音 [u:]　work は [ə:r]
(b)　debt の -b- は黙字で発音されない = subtle

(c) scholar は [k] = architecture
   yacht は黙字 breach, chalk は [ʧ]

(d) pleasant は短母音 [e] = breast eager, bleed は長
   母音 [i:] vague は二重母音 [ei]

Ⅳ

〔解答〕

A. (a) 7 (b) 1 (c) 5 (d) 2 (e) 6 (f) 4
B. (a) 4 (b) 3 (c) 5 (d) 1 (e) 6 (f) 2
C. (a) 3 (b) 1 (c) 7 (d) 6 (e) 2 (f) 5

〔出題者が求めたポイント〕

整序問題(語句)

〔解答のプロセス〕

[完成した英文]

A. (If what) you're doing doesn't work, (break the
   bad cycle) by doing something (different).
   what you're doing は関係代名詞 what がつくる名詞
   節で、work「うまくいく」の主語 by + Ving ～「～
   することによって」

B. (He may not be) the superhero you hoped he
   would be.
   the superhero <(that) you hoped he would be> 連
   鎖関係代名詞 that の省略、関係詞節 <you ～ be> が
   先行詞 superhero を修飾

C. (When eating) out with friends, (I) prefer to split
   (the bill).
   eat out「外食する」prefer to + V ～「(…するより)
   ～するほうを好む」split the bill「割り勘にする」

数　学

解答　30年度

推　薦

Ⅰ

〔解答〕

(1)	(2)	(3)	(4)
-80	$\dfrac{11}{243}$	$\dfrac{\pi}{12}$	$2x^2-12x$

〔出題者が求めたポイント〕

(i) 2項定理を用いて a^2b^3 の係数を求める問題。

(ii) 反復試行の確率の問題。$81=3^4$ なので，3か6の目が4回以上出る確率を求める。

(iii) 3倍角を利用する，三角関数の方程式の問題。

(iv) 積分方程式。$\displaystyle\int_{-1}^{2} f(t)dt$ は定数なので A とおくことができて，$f(x)=2x^2+Ax$ と表せる。

$\displaystyle\int_{-1}^{2} f(t)dt=A$ にもどして A の値を求める。

〔解答のプロセス〕

(i) $(a-2b)^5=\{a+(-2b)\}^5$ を展開するとき，
2項定理により一般項は，
$${}_5\mathrm{C}_r a^{5-r}(-2b)^r={}_5\mathrm{C}_r(-2)^r a^{5-r}b^r\ である。$$
a^2b^3 の係数を求めるので $r=3$ であるから，
求める係数は ${}_5\mathrm{C}_3(-2)^3=10\cdot(-8)=\boxed{-80}$

(ii) サイコロの出た目 $a,\ b,\ c,\ d,\ e$ について，
積 $abcde$ が81の倍数となるのは次の2通りの場合がある。

ア $a,\ b,\ c,\ d,\ e$ のうち4つが3の倍数，1つが3の倍数以外

イ $a,\ b,\ c,\ d,\ e$ の全てが3の倍数

アとなる確率は $\left(\dfrac{2}{6}\right)^4\cdot\dfrac{4}{6}\times{}_5\mathrm{C}_4=\dfrac{2}{3^5}\times5=\dfrac{10}{243}$

イとなる確率は $\left(\dfrac{2}{6}\right)^5=\dfrac{1}{243}$

したがって求める確率は，$\dfrac{10}{243}+\dfrac{1}{243}=\boxed{\dfrac{11}{243}}$

(iii) 3倍角の公式により
$$\sin3x=3\sin x-4\sin^3 x$$
$$\cos3x=4\cos^3 x-3\cos x\ であるから，$$
与方程式は
$$\frac{3\sin x-4\sin^3 x}{\sin x}+\frac{4\cos^3 x-3\cos x}{\cos x}=2\sqrt3$$
となる。
$$3-4\sin^2 x+4\cos^2 x-3=2\sqrt3$$
$$4(\cos^2 x-\sin^2 x)=2\sqrt3\quad \cdots\cdots\bigstar$$
2倍角の公式により
$$4\cos2x=2\sqrt3$$
$$\therefore\quad \cos2x=\frac{\sqrt3}{2}\quad \cdots\cdots①$$

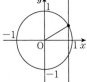

$0<x<\dfrac{\pi}{2}$ のとき $0<2x<\pi$ なので，この範囲で①を解くと，
$$2x=\frac{\pi}{6}$$
よって　$x=\boxed{\dfrac{\pi}{12}}$

(注)　★を $\sin x$ だけの方程式に直してみる。
$4(1-\sin^2 x-\sin^2 x)=2\sqrt3$ より
$$\sin^2 x=\frac{2-\sqrt3}{4}\ となるが，$$
これをみたす x の値は，普通覚えていないので，失敗。

(iv) $\displaystyle\int_{-1}^{2} f(t)dt$ は定数なので，$\displaystyle\int_{-1}^{2} f(t)dt=A$ ……①
とおくと，与えられた等式は，
$$f(x)=2x^2+Ax\quad \cdots\cdots②$$
となる。
よって，$f(t)=2t^2+At$ だから①により，
$$A=\int_{-1}^{2}(2t^2+At)dt$$
$$A=\left[\frac{2}{3}t^3+\frac{A}{2}t^2\right]_{-1}^{2}$$
$$A=\frac{16}{3}+2A-\left(-\frac{2}{3}+\frac{A}{2}\right)$$
整理すると，$A=-12$
②に代入すると，$f(x)=\boxed{2x^2-12x}$

Ⅱ

〔解答〕

(i)	(ii)
$\dfrac{5\sqrt7}{14}$	$\dfrac{\sqrt3}{2}$

〔出題者が求めたポイント〕

空間にある三角形の面積を求める問題。
3辺の長さを求めて余弦定理を利用することもできるが，ベクトルの内積を利用する。

〔解答のプロセス〕

(i) $\overrightarrow{\mathrm{AB}}=(0,\ -1,\ 0)-(1,\ 2,\ 2)=(-1,\ -3,\ -2)$
$\overrightarrow{\mathrm{AC}}=(1,\ 1,\ 1)-(1,\ 2,\ 2)=(0,\ -1,\ -1)$
であるから
$$\overrightarrow{\mathrm{AB}}\cdot\overrightarrow{\mathrm{AC}}=-1\times0+(-3)\times(-1)$$
$$+(-2)\times(-1)=5\quad \cdots\cdots①$$
また，$|\overrightarrow{\mathrm{AB}}|=\sqrt{1+9+4}=\sqrt{14}$，
$|\overrightarrow{\mathrm{AC}}|=\sqrt{0+1+1}=\sqrt2$，
ここで，$\angle\mathrm{BAC}=\theta$ とすると
$$\overrightarrow{\mathrm{AB}}\cdot\overrightarrow{\mathrm{AC}}=\sqrt{14}\times\sqrt2\times\cos\theta=2\sqrt7\cos\theta\quad \cdots\cdots②$$
①，②により　$5=2\sqrt7\cos\theta$
$$\therefore\quad \cos\theta=\frac{5}{2\sqrt7}=\frac{5\sqrt7}{14}$$

(ii) $\sin\theta > 0$ であるから，

$$\sin\theta = \sqrt{1 - \left(\frac{5}{2\sqrt{7}}\right)^2} = \sqrt{\frac{3}{28}} = \frac{\sqrt{3}}{2\sqrt{7}}$$

よって， $\triangle ABC = \dfrac{1}{2} \times AB \times AC \times \sin\theta$

$$= \frac{1}{2} \times \sqrt{14} \times \sqrt{2} \times \frac{\sqrt{3}}{2\sqrt{7}}$$

$$= \boxed{\dfrac{\sqrt{3}}{2}}$$

（別解）

$$\triangle ABC = \frac{1}{2}\sqrt{|\overrightarrow{AB}|^2|\overrightarrow{AC}|^2 - (\overrightarrow{AB}\cdot\overrightarrow{AC})^2}$$

$$= \frac{1}{2}\sqrt{14 \times 2 - 5^2} = \frac{\sqrt{3}}{2}$$

受験学部学科コード	受験番号	氏名 (漢字)

89 A 英 語

2018 年度 （解答用紙）

欠　席　欄
（受験生は記入しないこと）
21

(注) 解答欄の黒枠内の左上部にある小さな数字は、
解答には全く関係ありません。

〔I〕

(A)	(B)	(C)	(D)	(E)	(F)
22	23	24	25	26	27

〔II〕

(a)	(b)	(c)	(d)	(e)	(f)	(g)	(h)
28	29	30	31	32	33	34	35

〔III〕

(a)	(b)	(c)	(d)
36	37	38	39

〔IV〕

	(a)	(b)	(c)	(d)	(e)	(f)
A	40	41	42	43	44	45
B	46	47	48	49	50	51
C	52	53	54	55	56	57

この解答用紙は 153％に拡大すると、ほぼ実物大になりま〔

受験学部学科コード		受験番号		氏名	(漢字)

⑨1　　C　数　学　　　　2018 年度　（解答用紙）

〔I〕

(i)　(1)

(ii)　(2)

点　数	
22	23

(iii)　(3)

(iv)　(4)

〔II〕

(i)

(ii)

点　数	
24	25

答

答

この解答用紙は 163% に拡大すると、ほぼ実物大になります。

平成29年度

問　題　と　解　答

英 語

問題

29年度

〔Ⅰ〕 次の英文の空所（　A　）～（　F　）を埋めるのに最も適切なものを下の1～9の中から選び，その番号を記入せよ。

Sarah was a high school student when she lost her ability to talk. One day, in English class, she stood up to make a speech and suffered a stroke. Sarah's stroke resulted in brain damage that affected her ability to （　A　）, which is called aphasia. In addition, aphasia may damage the ability to understand musical notes, time, mathematics, and even things like traffic signals, emergency warning signs, money, and games. It is, however, primarily a language disorder （　B　） the processing of words and their meanings, the grammar and rules of a particular language, the rules and use of spoken sounds or written letters, and how we communicate in social situations.

Aphasia is caused by damage to areas of the human brain that are deeply involved （　C　）, but also with areas connected to thinking, memory, information processing, and so on. The cerebral cortex, （　D　）, is for the most part the area of the brain that makes us human. We think, we plan, we organize, we create, we remember, we interact, we listen, we write, we read, and we talk. These are precisely some of the human communication activities that （　E　） by aphasia and related communication disorders.

Communication disorders arise from many sources. For example, physical or psychological damage following accidents or diseases can create problems in the use of speech and language. Aphasia, however, is always caused by damage to the brain. Tragically, it appears only after the miracle of language has been learned and （　F　）.

－ Leonald L. LaPointe の文章に基づく －

注　stroke　脳卒中

aphasia　失語症

cerebral cortex　大脳皮質

1．the pleasures of being alone have been enjoyed

2．understand, produce, and use language

3．along with its important connected regions

4．not only with language

5．that helpfully improves

6．can be negatively affected

7．dealing with the reactions of patients and their families

8．the joys of language have been experienced

9．that severely affects

〔Ⅱ〕 次の(a)～(h)の各文の下線部に入れるのに最も適しているものを 1 ～ 4 の中か
ら一つずつ選び，その番号を記入せよ。

(a) I _____ Tom a genius.
    1．am considering in   2．consider in
    3．was considered   4．consider

(b) I'm really satisfied _____ the restaurant's service.
    1．for   2．on   3．in   4．with

(c) She didn't pay _____ attention to what the teacher said.
    1．few   2．many   3．much   4．lots

(d) Her illness deprived _____ to go to college.
    1．a chance of her   2．her of a chance
    3．her on a chance   4．a chance in her

(e) We have arranged _____ tomorrow.
    1．to start   2．start
    3．having started   4．starting

(f) History does not _____ me.
    1．interest in   2．interest
    3．be interested in   4．interest with

(g) Mary was surprised _____ such a place.
    1．for her daughter to visit   2．for her daughter visiting
    3．at her daughter visiting   4．at her daughter to visiting

(h)　I just want myself _____.

　　　1．rely on　　　2．relying on　　3．relied on　　4．to rely on

〔Ⅲ〕 次の(a)～(d)の各組の語のうち，最も強く発音する音節の位置が左から数えて他と<u>異なるもの</u>がある。その番号を記入せよ。

(a)　1．con-science　　　2．pro-ce-dure　　　3．ca-nal
　　　4．with-in　　　　　5．me-mo-ri-al

(b)　1．ad-di-tion-al　　2．con-tin-ue　　　　3．sym-pa-thy
　　　4．dis-turb　　　　5．in-ter-pret

(c)　1．en-ter-tain　　　2．fun-da-men-tal　　3．sci-en-tif-ic
　　　4．pe-des-tri-an　　5．in-flu-en-tial

(d)　1．lit-er-a-ture　　2．su-per-mar-ket　　3．man-ag-er
　　　4．prej-u-dice　　　5．ec-o-nom-ics

〔**Ⅳ**〕　次の日本文の意味を伝えるように英文の （　a　）～（　f　） の空欄を
　　　　1 〜 7 の語(句)で埋め，その番号を記入せよ。なお，使わない語(句)が各問に
　　　　一つずつある。

A．そろそろこの問題をより詳しく調べるときだ。
　　　（　a　）（　b　）（　c　）we （　d　）（　e　）
　　（　f　）at the matter.
　　　1．researched　　2．time　　　　3．look　　　　4．it's
　　　5．about　　　　6．a closer　　7．took

B．どれだけ　生懸命練習しても，ちっとも上手くなっていない気がする。
　　　（　a　）（　b　）（　c　）hard I practice, it doesn't seem like I
　　am （　d　）（　e　）（　f　）.
　　　1．how　　　　2．better　　　3．getting　　4．any
　　　5．well　　　　6．matter　　　7．no

C．彼女は疲れ切っていたので，とにかく何もせずに眠りたかった。
　　　She was so （　a　）（　b　）that she didn't want to （　c　）
　　（　d　）（　e　）（　f　）.
　　　1．do　　　　2．out　　　　3．but　　　　4．tiring
　　　5．sleep　　　6．anything　　7．worn

数　学

問題

29年度

[I] 次の ☐ をうめよ。答は解答用紙の該当欄（がいとう）に記入せよ。

(i) m, n は 7 で割ったときの余りがそれぞれ 2, 5 となる整数である。

このとき，整数 mn^2 を 7 で割ったときの余りは (1) である。

(ii) 2 次方程式 $x^2 - (\log_{10} 3)x - (\log_{10} 2)(\log_{10} 6) = 0$ を解くと

$x =$ (2) である。

(iii) 三角形 ABC がある。辺 AC を 1 : 2 に内分する点を D，辺 AB を

3 : 2 に内分する点を E とし，直線 BD と直線 CE の交点を P とす

る。このとき，$\overrightarrow{AP}$ を $\overrightarrow{AB}$ と $\overrightarrow{AC}$ で表すと (3) である。

(iv) 1 から 15 までの自然数から異なる 3 つの数を選ぶ。このとき，

3 の倍数を少なくとも 1 つ含む組合せは (4) 通りである。

[II] （記述問題)

a を正の定数とし，$f(x) = ax^2 - 2ax + 3$ とする。曲線 $C : y = f(x)$ 上の

点 $(-1, f(-1))$ における曲線 C の接線を ℓ とし，$(3, f(3))$ における

曲線 C の接線を m とする。接線 ℓ と接線 m が直交するとき，次の問い

に答えよ。

(i) a の値，接線 ℓ および接線 m の方程式を求めよ。

(ii) 曲線 C，接線 ℓ および接線 m で囲まれた部分の面積を求めよ。

英　語

解答　29年度

I
〔解答〕
(A) 2
(B) 9
(C) 4
(D) 3
(E) 6
(F) 8

〔出題者が求めたポイント〕
空所補充

〔解答のプロセス〕
選択肢訳
1　1人でいる喜びが享受された
2．言葉を理解し、作り出し、用いる
3．それと関係している重要な部位といっしょに
4．言葉とだけではなく
5．役に立つように（〜を）改善する（〜）
6．（〜は）悪影響を受ける可能性がある
7．患者とその家族の反応に対処する
8．言葉の喜びが経験された
9．（〜に）重大な影響を及ぼす（〜）

〔全訳〕（下線部は正解の選択肢）
　話すことができなくなった時、サラは高校生だった。ある日英語の授業で、話すため立ち上がると、脳卒中が起こった。脳卒中は脳の損傷を引き起こし、(A)言葉を理解し、作りだし、用いる能力に影響を及ぼしたが、それは失語症と呼ばれている。加えて失語症は、楽譜、時間、数学、そして信号や緊急の警告標識、金銭やゲームのようなものに対する理解力も損なわせる場合がある。しかしながら、失語症は、主に言語障害であり、言葉とその意味の処理、特定言語の文法規則、話し言葉の音や書き言葉の文字の使用規則、社会状況におけるコミュニケーションの取り方(B)に重大な影響を及ぼす。
　失語症は、脳の部位の損傷によって起るが、それらの部位と大きく関わっているのは(C)言語だけではなく、思考、記憶、情報処理などに関係する部位もである。大脳皮質は、(D)それと関係している重要な部位とあわせて、大部分が人を人たらしめている脳の部位である。私達人間は、考え、計画し、組織し、創り出し、記憶し、影響しあい、聞き、書き、読み、話す。これらの活動は、まさに人間のコミュニケーションの一部であり、失語症や関連コミュニケーション障害によって(E)悪影響を受ける可能性がある。
　コミュニケーション障害は多くの原因に起因する。例えば、事故や病気の後の精神的・身体的ダメージが、話し方や言葉遣いの問題を引き起こすかもしれない。しかし、失語症は常に脳の損傷によって引き起こされる。不幸なことだが、人が言葉のすごさを知り、(F)言葉の喜びを経験した後になってから失語症は起こるのである。

II
〔解答〕
(a) 4
(b) 4
(c) 3
(d) 2
(e) 1
(f) 2
(g) 3
(h) 3

〔出題者が求めたポイント〕
文法語法（選択）

〔解答のプロセス〕
(a) consider + O + C「O を C と考える」
(b) be satisfied with 〜「〜に満足している」
(c) pay attention to 〜「〜に注意を払う」attention は不可算名詞なので much を選ぶ
(d) deprive A of B「A（人）から B を奪う」
(e) arrange to do 〜「〜するよう手はずを整える」
(f) interest 〜 は「〜（人）に興味を持たせる」という意味の他動詞
(g) be surprised at 〜「〜に驚く」her daughter（意味上の主語）+ visiting such a place（動名詞句）「彼女の娘がそのような場所を訪れていたこと」前置詞 at の目的語として、動名詞を選ぶ
(h) want + O + (to be) done「O が〜されることを望んでいる」O と C が受動関係［I (am) relied on「自分が頼りにされる」]であることに注意

III
〔解答〕
(a) 1
(b) 3
(c) 4
(d) 5

〔出題者が求めたポイント〕
発音アクセント

〔解答のプロセス〕
(a) 1 のみ第1音節にアクセント、他はすべて第2音節
(b) 3 のみ第1音節にアクセント、他はすべて第2音節
(c) 4 のみ第2音節にアクセント、他はすべて第3音節
(d) 5 のみ第3音節にアクセント、他はすべて第1音節

IV
〔解答〕
A．(a) 4 (b) 5 (c) 2 (d) 7 (e) 6 (f) 3
B．(a) 7 (b) 6 (c) 1 (d) 3 (e) 4 (f) 2
C．(a) 7 (b) 2 (c) 1 (d) 6 (e) 3 (f) 5

〔出題者が求めたポイント〕
整序問題（語句）

［完成した英文］

A． It's about time (we) took a closer look at the matter.

It's about time + S + V（過去形）～「そろそろ～してもいい頃だ」 take a close look at ～「～を詳しく調べる」の close が比較級 closer「もっと詳しく」にかわった

B． No matter how (hard I practice, it doesn't seem like I am) getting any better.

no matter how + 副詞 ～「どんなに～でも」 it seems like S + V ～「～な気がする」 not get any better 「ちっとも良くならない」

C． (She was so) worn out (that she didn't want to) do anything but sleep.

so ～ that ...「とても～なので…」 be worn out 「疲れ果てている」 not do anything but do ～「ただ～するだけ、～以外何もしない」

数　学

解答　29年度

I
〔解答〕

(1)　1　　(2)　$x = -\log_{10}2,\ \log_{10}6$

(3)　$\overrightarrow{AP} = \dfrac{1}{2}\overrightarrow{AB} + \dfrac{1}{6}\overrightarrow{AC}$　　(4)　335

〔出題者が求めたポイント〕

(1)　整数に関する問題

　　$x,\ y$ を整数として $m = 7x+2$, $n = 7y+5$ とおき、mn^2 を計算して7で割った余りを求める。

(2)　2次方程式

　　左辺をタスキ掛けして因数分解する。

(3)　交点の位置ベクトル

　　$EP:PC = 1-s:s$, $BP:PD = t:1-t$ とおいて、$\overrightarrow{AP}$ を2通りに表わして s と t を求める。

(4)　余事象を利用した確率

　　3の倍数が1回もでない通りを全体から引く。

〔解答のプロセス〕

(1)　$x,\ y$ を整数とすると $m = 7x+2$, $n = 7y+5$ とおける。

$$\begin{aligned}
mn^2 &= (7x+2)(7y+5)^2\\
&= (7x+2)(49y^2+70y+25)\\
&= 7x(49y^2+70y+25) + 2(49y^2+70y+25)\\
&= 7x(49y^2+70y+25) + 98y^2+140y+50\\
&= 7x(49y^2+70y+25) + 7(14y^2+20y) + 50
\end{aligned}$$

ここで $7x(49y^2+70y+25)$, $7(14y^2+20y)$ は7の倍数だから、求める余りは50を7で割った余りに等しい。

よって、mn^2 を7で割った余りは1　…(答)

(2)　$\log_{10}2 - \log_{10}6 = \log_{10}2 - \log_{10}(2\times3)$
$$= \log_{10}2 - (\log_{10}2 + \log_{10}3)$$
$$= -\log_{10}3$$

よって、

$$x^2 - (\log_{10}3)x - (\log_{10}2)(\log_{10}6)$$
$$= (x+\log_{10}2)(x-\log_{10}6) = 0$$

したがって、$x = -\log_{10}2,\ \log_{10}6$　…(答)

(3)

$EP:PC = 1-s:s$ とおくと、
$$\overrightarrow{AP} = s\overrightarrow{AE} + (1-s)\overrightarrow{AC}$$

$\overrightarrow{AE} = \dfrac{3}{5}\overrightarrow{AB}$ だから $\overrightarrow{AP} = \dfrac{3}{5}s\overrightarrow{AB} + (1-s)\overrightarrow{AC}$

$$\cdots\cdots①$$

$BP:PD = t:1-t$ とおくと、
$$\overrightarrow{AP} = (1-t)\overrightarrow{AB} + t\overrightarrow{AD}$$

$\overrightarrow{AD} = \dfrac{1}{3}\overrightarrow{AB}$ だから $\overrightarrow{AP} = (1-t)\overrightarrow{AB} + \dfrac{1}{3}t\overrightarrow{AC}$

$$\cdots\cdots②$$

ここで $\overrightarrow{AB} \neq \vec{0}$, $\overrightarrow{AC} \neq \vec{0}$, $\overrightarrow{AB} \not\parallel \overrightarrow{AC}$ だから、①、②より

$$\frac{3}{5}s = 1-t \text{ かつ } 1-s = \frac{1}{3}t$$

よって $s = \dfrac{5}{6}$, $t = \dfrac{1}{2}$ だから①または②に代入して、

$$\overrightarrow{AP} = \frac{1}{2}\overrightarrow{AB} + \frac{1}{6}\overrightarrow{AC}\quad\cdots(答)$$

(4)　全通りは $_{15}C_3 = 455$ 通り。3の倍数以外を選ぶ通りは $_{10}C_3 = 120$ 通り。よって、$455 - 120 = 335$ 通り。

II
〔解答〕

(i)　$a = \dfrac{1}{4}$, $l : y = -x + \dfrac{11}{4}$, $m : y = x + \dfrac{3}{4}$

(ii)　$\dfrac{4}{3}$

〔出題者が求めたポイント〕

(i)　接線の方程式

　　$l \perp m$ だから、l の傾き $\times\ m$ の傾き $= -1$ となる。ここから a の値を求める。

(ii)　放物線と2接線で囲まれた部分の面積

　　放物線と2接線で囲まれた部分の面積を S、放物線の2次の係数を a、接点の x 座標を α, $\beta\ (\alpha < \beta)$ とすると $S = \dfrac{|a|}{12}(\beta - \alpha)^3$ で求められる。

〔解答のプロセス〕

(i)　$f'(x) = 2ax - 2a$ だから、$(-1, f(-1))$, $(3, f(3))$ における接線の方程式は

　　$l : y - f(-1) = (-2a-2a)(x+1)$ より

$$y = -4ax - a + 3\quad\cdots①$$

　　$m : y - f(3) = (6a-2a)(x-3)$ より、

$$y = 4ax - 9a + 3\quad\cdots②$$

ここで $l \perp m$ だから、

l の傾き $\times\ m$ の傾き $= (-4a) \times 4a = -1$

$a > 0$ だから、$a = \dfrac{1}{4}$　…(答)

①、②に代入して、

$$l : y = -x + \frac{11}{4},\ m : y = x + \frac{3}{4}\quad\cdots(答)$$

(ii)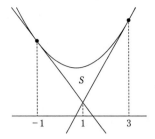

$f(x) = \dfrac{1}{2}x^2 - x + 3$，また，$\ell$ と m の交点の x 座標は $x=1$ だから，求める面積を S とすると，

$$S = \int_{-1}^{1}\left\{\left(\dfrac{1}{2}x^2 - x + 3\right) - \left(-x + \dfrac{11}{4}\right)\right\}dx$$

$$+ \int_{1}^{3}\left\{\left(\dfrac{1}{2}x^2 - x + 3\right) - \left(x + \dfrac{3}{4}\right)\right\}dx$$

$$= \dfrac{\left|\dfrac{1}{4}\right|}{12}\{3-(-1)\}^3 = \dfrac{4}{3}$$

注　記述式の面積を求める問題では
必ず「（上の関数－下の関数）を積分した式」を書く
こと。
$S = \dfrac{|a|}{12}(\beta - \alpha)^3$ は計算過程で用いる。

平成28年度

問 題 と 解 答

英　語

問題

28年度

〔Ⅰ〕　次の英文の空所（　A　）～（　F　）を埋めるのに最も適切なものを下の1～9の中から選び，その番号を記入せよ。

　　Shyness is more common among schoolchildren than adults, （　A　） have managed to overcome their childhood shyness. Nevertheless, our research clearly rejects the myth that shyness is only a childhood problem. It may be more obvious to us in children, because they generally are under closer daily inspection than adults. But a substantial portion of the adult population continues to be shy.

　　Some provocative evidence suggests that adolescence may create more shyness among girls than boys. In a sample of elementary-school children from the fourth, fifth, and sixth grades, the average prevalence of those who were shy was 42 percent. These boys and girls （　B　）. But, when we look at seventh and eighth graders, not only does the average level of shyness rise to 54 percent, but it is the teenage girls （　C　）. It may be that the need to be popular in school and to be considered physically (sexually) attractive by the opposite sex is programmed more obviously into our teenage girls than boys.

　　More women are shy than men, right? Wrong! Another false conclusion, （　D　） men tend to be more assertive, confident, and obvious in social encounters. Our information indicates no difference between the sexes in prevalence of shyness. In fact, a slightly higher percentage of college men than college women report being shy, but this slight sex difference is in the other direction for some noncollege groups, and varies （　E　） the culture investigated.

　　Shyness moves in mysterious ways, troubling even those （　F　）. Newcomers to shyness make up slightly less than half of all those who are shy. Many of these are young adults who were not shy as children, but for some reason have recently turned shy.

—Philip G. Zimbardo の文章に基づく—

注　provocative　刺激的な

adolescence　思春期

prevalence　ひろがり

1. because many currently not-shy adults

2. probably based on observations that

3. may go high as 10 percent in some groups

4. were equally likely to label themselves as shy

5. who account for this increase

6. instead of

7. who have never been shy before

8. would never be shy

9. according to

〔Ⅱ〕　次の(a)～(h)の各文の（　　　　）内から最も適切な語(句)をそれぞれ一つず
つ選び，その番号を記入せよ。

(a)　I was really surprised to hear that Mike, my friend from kindergarten,
（ 1 ．become　　 2 ．has become　　 3 ．into becoming　　 4 ．of
becoming) a political leader.

(b)　(1 ．Enabling　 2 ．Able　 3 ．Capable　 4 ．Help) people to lead
a normal life is the main aim of this charity.

(c)　After graduation we will be in different countries, but let's keep
（ 1 ．contact　 2 ．contacting　 3 ．to touch　 4 ．in touch) online!

(d)　I shouldn't have said it. I really regret (1 ．to saying　 2 ．saying
3 ．of said　 4 ．to be said) such a foolish thing!

(e)　I will be away on business but please keep me (1 ．informing at
2 ．informing to　 3 ．informed by　 4 ．informed of) any changes in
the plan by e-mail.

(f)　One of the first obstacles many international students (1 ．face
2 ．facing　 3 ．who face　 4 ．whose face) is one of the most vital:
adapting to new food.

(g)　(1 ．If only　 2 ．Had　 3 ．If　 4 ．Unless) I known that he was
in hospital, I would have visited him.

(h)　I have absolutely no idea what I am (1 ．should　 2 ．capable of
3 ．supposed to　 4 ．possible to) do in this situation.

〔Ⅲ〕 次の(a)～(d)において，下線部の発音が見出し語と同じものを1～4の中から
一つ選び，その番号を記入せよ。

(a) breathe　　1．theme　　2．feather
　　　　　　　　3．growth　　4．thrill

(b) exciting　　1．climate　　2．exist
　　　　　　　　3．grin　　　4．cigarette

(c) safety　　　1．massive　　2．damage
　　　　　　　　3．baker　　　4．faculty

(d) stew　　　　1．steal　　　2．steady
　　　　　　　　3．stem　　　4．studio

〔Ⅳ〕　次の日本文の意味を伝えるように英文の（　a　）〜（　f　）の空所を
　　　1〜7の語(句)で埋め，その番号を記入せよ。なお，使わない語(句)が各問に
　　　一つずつある。

A．彼の作品は国際的に認められて初めて国内でも人気を得た。

　　It was （　a　）（　b　）（　c　）（　d　）（　e　）
　　（　f　）that he won popularity at home.

　　　1．gained　　　　2．recognition　　　3．his works　　　4．only

　　　5．recognized　　6．international　　7．after

B．必要以上の情報は，往々にして決断を誤らせるものだ。

　　To have more information （　a　）（　b　）（　c　）can often
　　（　d　）（　e　）（　f　）.

　　　1．than　　　　　2．to　　　　　　　3．is　　　　　　　4．lead

　　　5．necessary　　6．make　　　　　7．the wrong decision

C．このような緊急事態にあっては，問題の解決に役立つ可能性のあるあらゆ
　　る方策を試してみるべきだ。

　　In an emergency like this, you should try （　a　）（　b　）
　　（　c　）（　d　）（　e　）（　f　）the problem.

　　　1．find　　　　　2．possible　　　　3．whatever　　　4．to

　　　5．might　　　　6．a solution　　　7．help

数　学

問題　　　　　　　　　　　　28年度

[I]　次の □ をうめよ。答は解答用紙の該当欄（がいとう）に記入せよ。

(i)　2 つの袋 A, B がある。袋 A には赤玉が 2 個と白玉が 6 個，袋 B には赤玉が 5 個と白玉が 3 個入っている。さいころを 1 回投げて 4 以下の目が出たときには袋 A から，5 以上の目が出たときには袋 B から 1 個の玉を取り出すとき，白玉を取り出す確率を求めると (1) である。

(ii)　5 で割ると 2 余り，7 で割ると 4 余る 200 以下の最大の自然数は， (2) である。

(iii)　不等式 $(\log_{\frac{1}{2}} x)^2 \geqq \log_{\frac{1}{4}} x$ を解くと (3) である。

(iv)　平面上の 3 点 O, A, B が

$$|\overrightarrow{OA}| = \sqrt{2}, \ |\overrightarrow{OA} - \overrightarrow{OB}| = \sqrt{3}, \ |\overrightarrow{OA} + \overrightarrow{OB}| = \sqrt{7}$$

をみたしている。このとき $\cos \angle AOB =$ (4) である。

[II]　(記述問題)

2 つの関数を $f(x) = -x^3 + 3x + 2, \ g(x) = x^3 + 2x^2 + x$ とする。
次の問いに答えよ。

(i)　曲線 $y = f(x)$ と曲線 $y = g(x)$ の共有点の座標を求めよ。

(ii)　曲線 $y = f(x)$ と曲線 $y = g(x)$ とで囲まれた図形の面積を求めよ。

英　語

解答　　　　28年度

I

〔解答〕
(A) 1
(B) 4
(C) 5
(D) 2
(E) 9
(F) 7

〔出題者が求めたポイント〕
〔解説〕
選択肢訳
1. 現在は内気ではない多くの大人は、～なので
2. おそらく、～という観察に基づいて
3. 集団によっては 10％にまで達するかもしれない
4. おそらく、同じ様に自分自身を内気に分類した
5. この増加分の割合を占める
6. ～の代わりに
7. 以前は決して内気ではなかった
8. 決して内気にはならないだろう
9. ～によれば

〔全訳〕（下線部は正解の選択肢）

内気（という性質）は、大人よりも学校に通う子供によくあるものである、(A)なぜならば、今現在内気ではない大人の多くは、子供の頃の内気な性格を克服してしまっているからである。だが、我々の研究は、内気は子供だけの問題であるという根拠のない説をはっきりと否定している。一般的に子供の方が日常的に入念に調べられているので、内気な性質は子供の場合のほうが目につくのかもしれない。しかし、かなりの数の人は大人になっても内気なままである。

思春期では、内気な性格は男の子よりも女の子に生まれやすいことを示す、刺激的な証拠もある。4年生から6年生の小学校児童の例では、内気な性格の子供の割合は 42％であった。これらの男の子と女の子が、(B)自分を内気であると分類した割合は、おそらく男女とも同じである。しかし、7年生、8年生に目をやると、平均の割合が 54％に上がるだけではなく、(C)この増加分は、女の子の分に相当するのである。学校では好かれていて、異性からは魅力的と思われなければいけないということが、男の子よりも女の子の心の中にはっきりと組み込まれているのかもしれない。

男性よりも女性の方が本当に内気なのだろうか？いや、それは間違っている！対人関係においては男性の方が、自己主張が強く、自信があり、はっきりしている傾向がある、(D)という観察におそらく基づいている、もう1つの誤った結論である。我々の資料は、内気の割合は、男女間で違いがないことを示している。実際、女子学生よりも男子学生の方が内気の割合が少しばかり高いことが報告されている、しかし、男女のこのわずかな違

いは、大学生以外の場合、反対の方向を示しており、また、調査対象となった文化(E)によっても様々である。

内気の働きは謎めいていて、(F)これまで一度もそうでなかった人でさえも困らせたりする。内気な人の半分近くは、最近なったばかりの人なのである。多くは、小さい頃は内気ではなかったが、何らかの理由で最近内気になったばかりの(十台後半の)若者たちである。

II

〔解答〕
(a) 2
(b) 1
(c) 4
(d) 2
(e) 4
(f) 1
(g) 2
(h) 3

〔出題者が求めたポイント〕
文法・語法選択問題
〔解説〕
(a) 主語 Mike を受ける述語動詞を選ぶ。
(b) 〔( ) people to lead a normal life〕が述語動詞 is の主語なので、動名詞を選ぶ．
(c) keep in touch (with ～)「(～)と連絡を取り合っている」
(d) regret doing ～「～したことを後悔する」
(e) keep someone informed of ～「(人)に～の情報を提供し続ける、逐次報告する」
(f) One of the first obstacles 〈(that) many international students ( )〉is「留学生が直面する最初の障害の1つは」many の前に関係代名詞の省略があり、〈many ～ ( )〉が関係詞節を作っているので、many international students を主語とする述語動詞を選ぶ。
(g) 仮定法過去完了 If I had known ～ が、倒置による if の省略により Had I known ～ となった。
(h) be supposed to do ～「～することになっている、～すべきである」

III

〔解答〕
(a) 2
(b) 1
(c) 3
(d) 4

〔出題者が求めたポイント〕
発音

［解説］

(a) = [ð]、2 以外はすべて [θ]

(b) = [ai]、1 以外はすべて [i]

(c) = [ei]、3 以外はすべて [æ]

(d) = [(j)u:]、1 = [i:]、2 = [e]、3 = [e]、4 = [(j)u:]

Ⅳ

〔解答〕

A．(a) 4　(b) 7　(c) 3　(d) 1　(e) 6　(f) 2

B．(a) 1　(b) 3　(c) 5　(d) 4　(e) 2　(f) 7

C．(a) 3　(b) 5　(c) 7　(d) 1　(e) 6　(f) 4

〔出題者が求めたポイント〕

［完成した英文］

A．(It was) only after his works gained international recognition (that he won popularity at home).

It is ～ that ....（強調構文）「…は～だ」

only after ～「～して初めて」

gain recognition「認められる」

B．(To have more information) than is necessary (can often) lead to the wrong decision.

than は関係代名詞で先行詞 information を修飾

lead to ～「～を引き起こす」

C．(In an emergency like this, you should try) whatever might help find a solution to (the problem).

whatever ～ 名詞節を作る複合関係代名詞「～するものは何でも」whatever ～ problem は try の目的語になっている名詞節

help + do ～「～するのに役立つ」

solution to ～「～の解決方法」

数　学

解答　28年度

Ⅰ

〔解答〕

(i) $\dfrac{5}{8}$　(ii) 172　(iii) $0 < x \leqq \dfrac{1}{\sqrt{2}}$, $1 \leqq x$

(iv) $\dfrac{1}{\sqrt{6}}$

〔出題者が求めたポイント〕

(i) 数学A・確率

白玉をAから取り出す場合とBから取り出す場合を考える。

(ii) 数学Ⅰ・整数の性質

条件から1次不定方程式を作り、互いに素を利用して解く。

(iii) 数学Ⅱ・対数不等式

底をそろえて対数不等式を解く。真数条件を忘れないこと。

(iv) 数学B・内積の計算

絶対値を2乗して、必要な値を求める。

〔解答のプロセス〕

(i) a) Aから白玉を取り出す…サイコロは4以下の目かつ白玉を取り出す

よって $\dfrac{4}{6} \times \dfrac{6}{8} = \dfrac{1}{2}$

b) Bから白玉を取り出す…サイコロは5以上の目かつ白玉を取り出す

よって $\dfrac{2}{6} \times \dfrac{3}{8} = \dfrac{1}{8}$

a), b)より $\dfrac{1}{2} + \dfrac{1}{8} = \dfrac{5}{8}$　…(答)

(i) m, n を0以上の整数とすると、5で割ると2余る自然数は $5m+2$、7で割ると4余る自然数は $7n+4$ とおけるから、$5m+2 = 7n+4$ が成り立つ。また求める自然数は200以下だから、$2 \leqq 5m+2 \leqq 200$, $4 \leqq 7n+4 \leqq 200$ より $0 \leqq m \leqq 39$, $0 \leqq n \leqq 28$ となる。$5m+2 = 7n+4 \cdots$①の解の1つは $(m,\ n) = (6,\ 4)$ だから、$5 \cdot 6 + 2 = 7 \cdot 4 + 4 \cdots$②が成り立つ。①－②より、$5(m-6) = 7(n-4)$ となる。5と7は互いに素だから、$m-6$ は7の倍数、$n-4$ は5の倍数となるので、$m-6 = 7k$, $n-4 = 5k$（k は整数）とおける。$2 \leqq m \leqq 39$, $m-6 = 7k$, $n-4 = 5k$ を満たす最大の整数 m, n, k は $(m,\ n,\ k) = (34,\ 24,\ 4)$ となる。

よって求める自然数は

$5 \times 34 + 2 = 7 \times 24 + 4 = 172$　…(答)

※穴埋め式の問題なので、200に近い7で割ると4余る数字を書き出して、その中から5で割ると2余る数字を選んでもよい。

(別解)求めたい自然数を n とする。n は5で割ると2余り、7で割ると4余ることから $n+3$ は5と7で

割り切れる。

つまり、$n+3$ は35の倍数である。200以下で最大の35の倍数は175であるので、$n=172$。

(iii) $\log_{\frac{1}{2}} x = \dfrac{\log_2 x}{\log_2 \frac{1}{2}} = \dfrac{\log_2 x}{\log_2 2^{-1}} = -\log_2 x$

$\log_{\frac{1}{4}} x = \dfrac{\log_2 x}{\log_2 \frac{1}{4}} = \dfrac{\log_2 x}{\log_2 2^{-2}} = -\dfrac{1}{2}\log_2 x$

ここで $\log_2 x = t$ とおくと、与不等式は、

$(-t)^2 \geqq -\dfrac{1}{2} t$　だから　$t\left(t + \dfrac{1}{2}\right) \geqq 0$

よって、$t \leqq -\dfrac{1}{2}$, $0 \leqq t$

$t \leqq -\dfrac{1}{2}$ の時、

$\log_2 x \leqq -\dfrac{1}{2} \Leftrightarrow \log_2 x \leqq \log_2 2^{-\frac{1}{2}} \Leftrightarrow \log_2 x \leqq \log_2 \dfrac{1}{\sqrt{2}}$

だから、真数条件 $x > 0$ と合わせて

$0 < x \leqq \dfrac{1}{\sqrt{2}}$　…(答)

$0 \leqq t$ の時、$0 \leqq \log_2 x \Leftrightarrow \log_2 1 \leqq \log_2 x$ だから

$1 \leqq x$　…(答)

(iv) $|\overrightarrow{OA} - \overrightarrow{OB}|^2 = |\overrightarrow{OA}|^2 - 2\overrightarrow{OA} \cdot \overrightarrow{OB} + |\overrightarrow{OB}|^2 = 3 \cdots$①
$|\overrightarrow{OA} + \overrightarrow{OB}|^2 = |\overrightarrow{OA}|^2 + 2\overrightarrow{OA} \cdot \overrightarrow{OB} + |\overrightarrow{OB}|^2 = 7 \cdots$②

$|\overrightarrow{OA}|^2 = 2$, ①＋②より $2|\overrightarrow{OB}|^2 = 6$ だから、

$|\overrightarrow{OB}| = \sqrt{3}$ （$|\overrightarrow{OB}| > 0$）

①－②より $-4\overrightarrow{OA} \cdot \overrightarrow{OB} = -4$ だから

$\overrightarrow{OA} \cdot \overrightarrow{OB} = 1$

よって、$\cos \angle AOB = \dfrac{\overrightarrow{OA} \cdot \overrightarrow{OB}}{|\overrightarrow{OA}||\overrightarrow{OB}|} = \dfrac{1}{\sqrt{2} \cdot \sqrt{3}}$

$= \dfrac{1}{\sqrt{6}}$　…(答)

Ⅱ

〔解答〕

(i) $(-1,\ 0)$, $(1,\ 4)$　(ii) $\dfrac{8}{3}$

〔出題者が求めたポイント〕

(i) 数学Ⅱ・高次方程式の解法

$f(x) = g(x)$ の3次方程式を解いて、共有点の x 座標を求める。

(ii) 数学Ⅱ・積分法

偶関数、奇関数の性質を利用して、計算を簡単にする。

〔解答のプロセス〕

(i) $-x^3 + 3x + 2 = x^3 + 2x^2 + x$ より

$2x^3 + 2x^2 - 2x - 2 = 0$

よって、$x^3 + x^2 - x - 1 = (x-1)(x+1)^2 = 0$ より

$x = -1,\ 1$

$f(-1)=0$, $f(1)=4$ だから共有点は

$\quad (-1,\ 0)$, $(1,\ 4)$ …(答)

(ii)　$-1 \leqq x \leqq 1$ では，$f(0) > g(0)$ より，$f(x)$ が $g(x)$ の
　上側にある。

　よって求める面積を S とすると，

$$S = \int_{-1}^{1} \{(-x^3 + 3x + 2) - (x^3 + 2x^2 + x)\} dx$$

$$= \int_{-1}^{1} (-2x^3 - 2x^2 + 2x + 2) dx$$

$$= 2\int_{0}^{1} (-2x^2 + 2) dx = \frac{8}{3} \quad \text{…(答)}$$

福岡大学　薬学部（推薦）入試問題と解答

令和 3 年 5 月 26 日　初　版第 1 刷発行
令和 3 年 6 月 25 日　第二版第 1 刷発行
令和 4 年 10 月 27 日　第三版第 1 刷発行

編　集　みすず学苑中央教育研究所
発行所　株式会社ミスズ　　　　　　　　定価　本体 3,000 円＋税
〒167−0053
東京都杉並区西荻南 2 丁目 17 番 8 号
ミスズビル 1 階
電　話　03（5941）2924（代）
印刷所　タカセ株式会社

本書の一部又は全部の複製、転写、コピーは著作権に触れるので禁止する。